はじめに

「夢や目標の実現って……またすぐに行動しろとか、プラスに物事を考えろとかって言うんでしょ？」

今、この本を手に取っているあなたはそう感じているかもしれません。

「こうすればあなたは絶対にうまくいく」
「この方法ならあなたは必ず成功できる」

などといった成功を期待させるノウハウや情報は、あふれんばかりに次から次へと出てきます。

あなたもそのような成功法則をいくつもご存じでしょうし、その中のひとつくらいは実践しようと試みたこともあるのではないでしょうか？

しかしながら、実際にそういったノウハウや情報で、自分の望む状況を引き寄せている人は非常に少ないというのも事実でしょう。

このようなとき、決まって言われるセリフがあります。自分がうまくいかない大きな原因は、

「行動が足りなかったから……」

「目標が明確でなかったから……」

「スキルや知識が未熟だったから……」

たしかに、それもひとつの要因としては存在するかもしれません。

でも本当にそういったことがうまくいかない原因なのでしょうか？

私は今まで1万3千人の方たちにセミナーを行なってきましたが、誰でも行動することや目標を明確にすることの大切さは嫌というほどよく理解していますし、実際にそうしたいと思っています。

それは十分に理解してわかっているにもかかわらず、ほとんどの人はなぜかうまくいかないのです。

これこそが、あなたがうまくいかない本当の原因です。

うまくいかない本当の原因は、行動が足りなかったり、目標が明確でないこと、それ自体ではありません。「大事だとわかっていても、なぜかそれができない」ことなのです。

その問題を根本的に解決するためには、どうすればよいのでしょうか？

結論から言うと、あなたの中にある「思考」や「感情」にその大きなヒントが隠されています。

これまでは、短時間で、それも簡単に思考や感情を変化させ、問題を解決するノウハウや方法というのは一切ありませんでした。

しかし、本書でご紹介する「ＥＦＴ（Emotional Freedom Techniques）」こそ、誰でも簡単にできて、信じなくても効果を感じることができ、短時間で根本的な問題を解決することができる心理テクニックなのです。

ＥＦＴテクニックは日本ではまだまだメジャーではないかもしれませんが、現在世界中で急速に広まりつつある最新の心理テクニックで、現在、「セラピー」や「カウンセリング」の現場で多く用いられています。

実際に私自身も、以前はセラピーやカウンセリングの現場でこの手法を用いることで、多くのクライアントをサポートしてきました。

クライアントの中には症状の重い方もたくさんいらっしゃって、場合によっては何回も足を運んでもらったり、相当な時間をかけたりしていたのですが、このＥＦＴという心理テクニックを導入してからは、これまでの流れは一転しました。

それまで多くの時間や回数が必要だったクライアントが短時間で、それもわずかな回数で大きな変化や改善を実現したり、他人の援助を受けないと無理だった問題を自分ひとりで解決することができるようになっていったのです。

私はそれまで、さまざまな心理手法を学んできましたが、ＥＦＴによってこれだけ少ない時間と回数で多くのクライアントが変化していく状況に、「今まで自分が行なってきたことや伝えてきたことは何だったのだろうか……」と自分自身が否定された気分になったほどです。

「これだけすばらしいものをもっと多くの人に伝えたい」

そう考えていく中で私が思いついたのが、「このテクニックをビジネスの分野にも生かせないだろうか?」ということでした。

そして、ＥＦＴテクニックをベースに、他の心理学を組み合わせてより効果を高めた手法をコンサルティングやコーチングに導入したのが、「ビジネスＥＦＴテクニック」です。

ビジネスＥＦＴテクニックでは、「エモーショナル・デザイン・シート」を用いて質問に答えていくだけで、あなたの感情や思考をより簡単に、短時間で変化させることが可能になりました。

半年程で２０００人以上の経営者やビジネスマンの方々にさまざまな形でお伝えすることができたと同時に、驚くようなたくさんの事例が生まれ、

「思うように変化できない」

「何とか自分が望む夢や目標を実現したい」

「なかなか行動に移せず、先延ばしにしてしまう」

などといった多くの方が持っている悩みに対して、このビジネスＥＦＴテクニックが改善のきっかけとなったのです。

本書では、ＥＦＴテクニックの実践方法はもちろん、その実例も紹介しています。

あなたもぜひ、今すぐその効果を体験し、あなたの望む状況を引き寄せてみませんか？

小手先だけのテクニックや机上の空論、よくある成功法則と言われるようなものをお伝えするつもりは一切ありません。

あなたの夢や目標の実現を心から願っておりますし、本書がそのためにお役に立てれば幸いです。

武田和久

目次

『たった1分で夢と成功を引き寄せる　ビジネスEFTテクニック』

2章 成功率98%の心理テクニック「EFT」とは?

3章 誰も語っていない「あなたが成功できない本当の理由」とは?

4章

あなたの成功を妨げる「ネガティブ感情」はどこからくるのか？

5章 1分間で「過去の記憶」をクリアにするEFTテクニック

6章 EFTテクニックの効果をあげる「エモーショナル・デザイン・シート」

7章 「エモーショナル・デザイン・シート」を使って大きく変化した人たち

8章 今すぐ大きな変化を成し遂げよう！

装丁・本文デザイン◎新田由起子
本文DTP◎ムーブ（川野有佐）

1章

なぜ、「成功法則」で成功できないのか？

なぜ、日本人は成功法則が大好きなのか？

ある日、書店で何気なく見回していると、これまでとは違った感覚を覚えて手に取った1冊の本。その本を手にしたあなたは、「これだ！　これこそ、自分が追い求めていた成功ノウハウだ！」と意気揚々としながらレジに向かう。

まさに、成功している自分のイメージを引き寄せる最初の瞬間。何とも言えないワクワク感や高揚感は実に気持ちがいい。そのノウハウをすぐに実行しようと、本を懸命に読み進めていく。

ところが1カ月後……。

「結局、あの方法は、どうも自分には合っていなかった……」と心の中でつぶやきながら、**以前と何も変わっていない**自分や状況がそこにある。

この本を手に取ってくださったあなたなら、こういった経験が一度や二度はあるのではないでしょうか？

書店の「自己啓発」コーナーには、理論的、体系的に書かれたものからライトな物語風のものまで、実に多くの成功ノウハウ本が並んでいます。

「たったこれだけで」「楽をして」「他にはない」といったあおり文句が多用され、「成功法則」「引き寄せの法則」などに関する情報があふれている今の時代は、まさに「成功ノウハウ・ブーム」と言っても過言ではないでしょう。

新しく紹介されるさまざまな成功ノウハウを実践しても「なぜかうまくいかない」と感じながら、それでもなお、多くの人が時間やお金、労力を使って、「**自分に合った成功ノウハウがどこかにあるはずだ！**」と探し続けているのです。

「私はできる」が大失敗の始まり

「私はできる〜！　私はできる〜！　私はできる〜！　私は……」

以前にあるセミナーに出たときのことです。そのセミナーでは、講師の方が繰り返し「毎日アファメーション（肯定的な自己宣言）を唱えなさい。そうすれば必ず成功できます」と言っていました。

そして、そのセミナーが終盤にさしかかったところで講師の方はこう指示しました。

「今から1時間、〝**私はできる**〟という言葉を、大きな声で手を振りかざしながら、全員でそろえて言い続けます。これでみなさんはどんどん成功体質になっていきます」

私は正直、「え〜、そんなこと1時間もやるの？」と内心では思いましたが、会場の雰囲気を見ると、やらないと逆に目立ってしまうような状況でしたし、とりあえずやってみることで何か気づきが生まれるかもしれないと思い、周りの人たちと一緒にやり続けました。

「これで、自分も大きな一歩を踏み出せる！」という大きな期待を持ちながら……。

しかし、手を振りかざして大声で「私はできる〜！」と言うたびに、私の内面からもうひとりの自分が語りかけてくるのです。

「こんなことで本当に何でもできるようになるの？」

「前にも似たようなことをやったけどうまくいかなかったよね？」

その語りかけを何とか消そうとしたり、無視しようとしたのですが、**居心地の悪い違和感**だけがしっかりと残ってしまいました。


いろいろな成功法則の本を読んでいると、「大きな目標を持ちなさい。そしてそれを毎日イメージしなさい」と書いてあります。たとえば、こんな感じです。

「私は3年後に仕事で大成功して1億円の現金を手にしている」

ノウハウに書かれてある通りに現在進行形の目標を立てるのです。そして、今まさにその状況が起こっているかのように、頭の中で鮮明にイメージします。

するとどうでしょう？　自分が成功している姿が、なんとなくぼんやりと脳裏に浮かんでくるのです。そして同時に、心地よいポジティブな感覚もたしかにやってきます。

「引き寄せの法則」風に言えば、この心地よいポジティブな感覚を強く、そして大きく味わっていけば、必ず自分が望むようなものや状況、人を引き寄せられるというのです。何とすばらしいことでしょう。

ところが、またしても自分の内面でもうひとりの自分が語りかけてきます。

「今の年収で、どうやって1億円なんて大金を手に入れるわけ？」

「今の会社を辞めて大成功する自信がどこにあるの？」

心地よいポジティブな感覚を味わおうとしても、内面からの語りかけによって心地悪いネガティブな感覚が同時に襲ってくるのです。

あなたも同じような経験があるのではないでしょうか？

これは、他の成功ノウハウにもすべて共通しています。ノウハウを実行してポジティブな感覚を味わおうとすると、必ずその逆のネガティブなメッセージや感覚がどんどん襲ってくるのです。引き寄せの法則の原理からいっても、これでは絶対に自分が望むものや状況、人は引き寄せられません。

さらに、成功ノウハウを実行して結果的にうまくいかないと、どんどん自己評価が下がってしまい、**ますます成功できない状況や体質を引き寄せてしまう**ことになります。

「知らぬが仏」ではありませんが、多くの時間やお金、労力を使っているにもかかわらず、それに見合ったものがなかなか現実化しない、さらには以前よりも状況が悪化してしまっていることに気づかないのです。これはとても怖いことです。

成功法則の矛盾と限界

「このノウハウをその通りに実行すれば、あなたは確実に成功できる！」

そういった言葉やメッセージをあなたもこれまで何回も、いや何十回、何百回と見たり聞いたりしてきたと思います。

しかしながらその一方で、成功法則や成功ノウハウではこういったこともよく言われます。

「成功者と呼ばれる人は全体の5％の人たちである」ということです。

「確実に成功できる」と言いながらも、実際には「そういった人たちは5％しかいない」といった大きな矛盾がそこにはあります。

「何かがおかしい……」

「どうもいまひとつしっくりこない……」

あなたもそんな疑念を心のどこかに持ち続けながらも、いつか成功することを信じて成功法則をやり続けているひとりなのではないでしょうか？

「成功者と呼ばれる人は全体の5%の人たちである」のであれば、9割以上の確率でうまくいかない人のほうが多いことになります。

つまり、「成功法則やノウハウは再現性が非常に乏しい」ということなのです。

「これをやればうまくいく」「これは、今までにないすばらしいノウハウだ」というものを見つければ、他のものを犠牲にしてでもとにかく懸命に取り組む。でも、実際にはそれではうまくいかず、途中でやめたりあきらめたりしてしまう。

そして最後の決め台詞。

「この成功ノウハウは私には合ってなかった……」

そして、また別のノウハウを探して回るのです。

もし、あなたがうまくいかない本当の原因を「行動が足りないから」「明確な目標設定やイメージングができてないから」と考えるのであれば、まずうまくいくことはない、と私は断言できます。

誰でも「もっと行動したい」とか、「明確でワクワクするような大きな目標を持ちたい」「ポジティブなイメージングをしたい」「成功者の真似をしたい」と思っているはずですが、そこが問題なのではありません。

本当の問題は、「そうしたくてもなぜかできない」ことなのです。

それを知らずに必死に頑張れば頑張るほど、あなたは空回りしながら心身ともに疲れ果て、「なぜ、こんなに頑張っているのにうまくいかないんだ」と永遠に嘆き続けることになるでしょう。

今すぐ成功法則を捨てなさい

「う〜ん……。何となくわかったような、わからないような……」

あなたは今、そんな気持ちでいるかもしれません。

もちろん、今まであなたが信じてきたものや行動をすべて否定するつもりはないし、それらを信じてきたあなた自身を否定するわけでもありません。

ただ、もし今まで私が話してきた内容で、「たしかにそんな経験あるな〜」と感じる部分があるなら、ぜひこのまま読み進めていってください。

「えっ？　こんな簡単な方法で本当にうまくいくの？」

今回、あなたにご紹介するビジネスＥＦＴの手法を知ったとき、ほとんどの人がそう言います。

ビジネスＥＦＴのベースとなるＥＦＴテクニックはアメリカで開発され、現在、全世界で急速に広まっている最新の心理テクニックです。後の章でこの手法を効果的に使っていくための考え方や理論、実際のやり方をご紹介しますが、あまりにもシンプルすぎて、最初はその効果を疑う人が多いのも事実です。

でも、これだけシンプルであるにもかかわらず、その効果は絶大で、本当に多くの人が「この手法のおかげで人生が大きく変わった」「もっと早くこの方法を知っていればよかった」と口をそろえておっしゃいます。

もちろん、こう言うとおそらくあなたは、「そんなに簡単でうまくいく方法なんてないだろう」とか、「またオーバーに言ってるんじゃないの？」と感じるでしょうし、それは当然だと思います。

しかし、ここであなたに言っておきたいことがあります。それは、「**まずはどんどん疑ってください。そして決して信じないでください**」ということです。

これまで私も、セミナーでこの手法をたくさんの方々にお伝えしてきましたが、セミナーでは最初に必ず、「信じなくても結構です。この手法は信じなくても効果が出ます。もし効果が感じられない場合は遠慮なくおっしゃってください」と言ってきました。

そして効果が感じられない場合は、セミナー受講費を全額返金するという保証もつけています。

しかし、今までその効果が感じられないと言った方はひとりもいません。

この手法は、「信じなくても」効果があがります。

これまでの成功法則がうまくいかない原因とされてきた「行動が足りないから」「明確な目標設定やイメージングが足りないから」といったことは全く関係がありません。

また、ほとんど再現性がない成功法則に比べて、この手法は誰でもすぐに変化を感じることができるし、その効果は永久に残ります。


いかがでしょうか？　あなたも少しずつこの手法に興味を持っていただけたでしょうか？

本書でご紹介するビジネスＥＦＴテクニックを活用することで、あなたは一気に変化することが可能となるでしょう。

新しいものを受け入れるということは、誰にとっても大きな勇気が必要です。ぜひ、今までの問題を根本から解決できるすばらしい方法を受け入れる準備をしてください。

次章から早速、あなたが実際にこの手法を有効に活用して成功するための考え方をお伝えしていきましょう。

2章

成功率98％の心理テクニック「EFT」とは？

あなたが一瞬で変わる「EFT」テクニックとは？

「ＥＦＴ」は、Emotional Freedom Techniques の略称で、日本語に訳すと「感情を解放するテクニック」となり、あなたの感情や思考を一瞬で変化させる心理テクニックです。

ＥＦＴはとても簡単なテクニックで、慣れれば**たった1分ほどで大きな変化を感じられる**ようになります。その効果はとても大きく、変化した感情や思考は半永久的に持続します。

あなたのビジネスや夢や目標の達成においても、心の部分、つまり感情や思考が大きな障害となってしまうことが少なくありません。

なぜ障害となるのかは後に詳しくお伝えしますが、それらを自分自身が望む方向へと簡単に、しかも短時間で変化させてくれるのが、ＥＦＴという心理学のテクニックなのです。

ＥＦＴはアメリカのゲアリー・クレイグ氏によって開発された、顔や身体の決められた8カ所のツボ・ポイントをタッピングする（叩く）ことによって、「感情や思考が一瞬で変化する」というテクニックで、「ＴＦＴ（Thought Field Therapy）」という心理学がベースとなっています。

ゲアリー・クレイグ氏は20年以上、臨床心理学者として尊敬するロジャー・キャラハン博士のＴＦＴ講座の第1期生としてその手法を学び、そのすばらしさを自ら体験しました。

私自身も、ＥＦＴを知る前はＴＦＴタッピング・セラピーをずっと学んでいましたが、初めてＴＦＴタッピング・セラピーのことを知ったときには、信頼のおける人から聞いたにもかかわらず、正直なところ「そんなバカげたことがあるはずがない」と感じました。それに何よりも、顔や身体の決められたツボ・ポイントを叩くだけで感情や思考が一瞬で変化するなんて、とても信じられませんでした。

しかし、初めて実際にその効果を体験したときには、これまでの自分の中の常識が一気に崩れ落ちるような衝撃を受けたことを今でも鮮明に覚えています。

感情や思考に変化を起こすタッピング

「どうして、決められたツボ・ポイントをタッピングするだけで感情や思考に変化が起こるのだろうか？」

最初は私もそんな大きな疑問を持っていました。

ＥＦＴのベースとなったＴＦＴには、開発されるきっかけとなった出来事があります。

ロジャー・キャラハン博士は、あるとき水恐怖症の女性のクライアントを抱えていました。その女性はとても深刻な水恐怖症で、シャワーを浴びることにすら恐怖と苦痛を感じていたのです。

そんなある日、キャラハン博士がプールのそばでこの女性の治療を行なっていた際、プールの水を見た彼女が、「水を見ると胃の具合が悪くなってしまう」と言い出しました。

そこでキャラハン博士は、キネシオロジー（運動機能学）の知識を習得していたこともあって、胃の「ツボ」のひとつである目の下をトントンと指で叩くことで胃の不快感を軽減しようとしました。

すると次の瞬間、驚くべきことが起こったのです。

何と、あれだけ水恐怖症でシャワーにすら怯えていた彼女が、それまで座っていた椅子から飛び上がり、プールのそばまで走って行ってプールの水でパシャパシャと水遊びを始めたのです。

それは驚くべき光景でしたが、間違いなく「ツボ・ポイントを叩くことで感情や思考に大きな変化が起こった」のです。

キャラハン博士はこのことをきっかけに研究を重ね、何通りかの手順で決められたツボ・ポイントをタッピングすることによって、心理的な問題が解決することを発見したのです。

この新しい心理手法は「キャラハン・テクニック（Callahan Techniques)」として一般公開され、その後ＴＦＴという名称で知られるようになりました。

しかし、このテクニックはその症状によってタッピングする順番や場所が異なったり、さらに複雑な問題の場合には専門の道具が必要になる場合もあるため、医師や専門家以外の人にとっては習得することはそれなりに難しいものというイメージがありました。

そこでゲアリー・クレイグ氏は、「これだけすばらしいものなのだから、もっと簡単なやり方で、それも手ごろな価格で提供できないか？」と考え、研究を繰り返しながら新たに生み出したのがEFTなのです。

EFTの場合、**どんな問題や症状でもタッピングの順番や場所はすべて同じ**です。

実際には8カ所の決められたツボ・ポイントをタッピングするだけなので、誰でも簡単に覚えて実践することが可能です。

私たちの心身の中には、「自己治癒力」や「自然回復力」といった、自分で自分の問題を解決していくパワー（エネルギー）が備わっています。

たとえば、ひざを擦りむいて出血した場合も、放っておいてもその傷は時間の経過とともに自然に治っていきます。これは、もともと私たちの中に自己治癒力が備わっているからです。

「心の面」でも同じことが言えます。たとえば、誰かに何かを言われて傷つき、ネガティブな感情に襲われたとしても、そのネガティブな感情を癒して消去してくれるパワーが私たちの中で働きます。

しかし、さまざまな要因によって自分を癒すパワーが弱まってしまうと、本来消去されるはずのネガティブな感情や思考がどんどん溜まってしまい、あなたの夢や目標の達成にも悪影響を及ぼしてしまいます。

このようなとき、**あなたのパワーを最大限に引き出す**のがＥＦＴテクニックなのです。

ＥＦＴは、決められたツボ・ポイントをタッピングしていくことによって、本来誰もが持っているすばらしいパワーを正常に、あるいはさらに強く発揮させ、どんなにネガティブな感情や思考であったとしても、一瞬でそれを自分の望む状態へと変化させてくれるのです。

なぜ、心理学のテクニックを用いるのか？

一般的に心理学というと、カウンセリングとかセラピー、あるいはスピリチュアル的なイメージが強いかもしれません。

しかし、そういった枠組みやイメージに縛られずに用いることができるのが、ＥＦＴ心理テクニックのすばらしいところだと言えるでしょう。

一般的には、このような心理学のテクニックを開発するのは、大学で心理学を専攻して、社会に出てもカウンセラーとして活躍している人といったイメージがあります。

しかし、ＥＦＴを開発したゲアリー・クレイグ氏は心理学者でも博士でもありません。

彼は、人間の感情や思考が人生にどう影響するかに深い関心を持ち、人が豊かに人生を送るためのツールはないだろうかとずっと探し続けていました。膨大な数の本を読んだり、数千万円以上かけてさまざまなセミナーや教材で勉強するとともに、多くの心理学者や精神科医などから専門的な話を聞いて学んだそうです。

そして、さまざまな自己啓発や療法、テクニックなどを学んで試行錯誤した結果、ＥＦＴというすばらしいテクニックを開発したのです。

彼は現在、パーソナル・パフォーマンス・コーチとしてＥＦＴを広く活用しています。

日本でも、ＥＦＴはカウンセリングやセラピーの現場で多く使われています。「カウンセリングやセラピーが、夢や目標の達成とどう関係あるのでしょうか？」といったことをよく質問されるのですが、たしかにカウンセリングやセラピーへと足を運ぶ人とビジネスでの問題に悩んでいる人とでは、その悩みの対象や目指す方向の具体的な中身や詳細は全く違うかもしれません。

しかしほとんどの場合、それらの悩みやうまくいかない理由の根本には、「感情や思考の問題が大きく関わっている」ことが両者ともに共通しています。

つまり、「内容が違っても、カウンセリングやセラピーとビジネスにおける**問題解決の流れや方法は同じ**」なのです。

たとえば、ビジネスの現場では、会社に営業マンが複数いる場合、どうしても売れる人とそうでない人が出てしまいます。そこで「営業のスキルやテクニックが足りないからだ」と、上司を相手にロールプレイングなどを繰り返し行なったりします。

実際、私が以前に勤めていた会社でも、売れない人は朝早く出社したり、夜中に居残ってロールプレイングを繰り返し行なっていました。

ところが、それで急に売れ始める営業マンというのはほとんどいません。

もし本当にスキルやテクニックが足りないことが売れない本当の原因なら、ロールプレイを誰よりも多く経験したり、あるいはロールプレイがうまくできる人が必ず売れるはずです。

しかし、実際にはそんなことはほとんどありません。

売れない営業マンの場合もスキルやテクニックが問題なのではなく、**感情と思考が大きな障害となっていることが最大の問題**なのです。

ただし、今まではそう簡単に思考や感情を変化させるものはなかなかありませんでした。

そんな中で、私自身がＥＦＴを知ったときは、「ようやく長い間求めていたものに出会うことができた」と、まさに人生の伴侶を見つけたような気分でした。

ＥＦＴテクニックの6つの特徴

たとえどんなによい方法でも、やり方が難しいとか、覚えるのに時間がかかるものであれば役に立たないことが多いかもしれません。

しかし、ＥＦＴはそういった問題は何ひとつありません。

8カ所の決められたツボ・ポイントをタッピング（叩く）するだけで、「あまりにも簡単すぎることでその効果を疑ってしまう」ほど、すぐに効果が表われます。

ＥＦＴテクニックには、以下のような面白い特徴があります。

まず1つ目の特徴は、「**とても簡単である**」ということです。

このテクニックは、決められた顔や身体の8カ所のツボ・ポイントを軽くタッピングするだけです。ですから、誰でもすぐにできてとても簡単です。実際に必要なものも指だけです。

そして2つ目が、「**すぐに変化を感じる**」ということです。

とてもシンプルで簡単なテクニックですので、慣れればわずか1分ほどで、ネガティブな感情や思考に変化を感じることができるようになります。これだけ簡単で、それもすぐに感情や思考の変化を感じられるものは他にないと言ってもいいでしょう。

そして3つ目が、「**ひとりでもできる**」ということです。

このテクニックは、他人の援助を借りなくてもひとりで行なうことができます。ひとりで行なっても十分に効果が得られるし、もちろん、時間や場所も選びません。いつでもどこでも自分がやりたいときにすぐに行なうことができます。

そして4つ目が、「**効果は半永久的に続く**」ということです。

このテクニックを正しく用いて、特定のネガティブな感情や思考をクリアにした場合、その効果は半永久的に継続します。よく、「それって、プラシーボ効果（偽薬効果）じゃないんですか？」といった質問をいただくことがあります。しかし、EFTの場合は全く異なります。もしプラシーボ効果であれば、これだけの確率で変化を起こすことはまずないですし、その後も時間の経過とともにまた同じような問題を繰り返してしまうことでしょう。

そして5つ目が、「**あらゆるものに応用できる**」ということです。

感情や思考はビジネスや仕事といった面だけでなく、私生活などにも大きな影響を及ぼします。後でいろいろな事例をお伝えしますが、一度習得してしまえばあらゆる人生の問題にこのテクニックが応用可能となります。

そして6つ目が、「信じなくても効果が出る」ということです。

今あなたが、このテクニックを心のどこかで怪しいと疑っているようなら、その気持ちはとても重要なものです。その場合は、まずは効果を体験してみるまでは信じることなく、このテクニックを試してみてください。もちろん、それでも十分に効果はあがるし、短時間で大きな変化を感じることでしょう。

難しくて時間のかかるもののほうが、何か大きな効果が得られるような気がするのが、これまでの常識だったと思います。

しかし、このＥＦＴテクニックはとてもシンプルで簡単であるにもかかわらず、これまでにはない大きな効果や変化が期待できるものなのです。

すべての問題や悩みを解決するEFTテクニック

前にも述べた通り、多くの人が抱える悩みや問題の根本には、感情や思考が深く関係しています。たとえば、先程の売れない営業マンの例はどうでしょう?

会社から与えられた目標があり、それを必ず達成する必要があるとします。その場合、こういったことが自分自身の内面に浮かんでいるかもしれません。

「今の俺が本当にそんな目標を達成できるだろうか……」

「お客様のところに電話をしたり、訪問すると断られて嫌な思いをする……」

「目標を達成しないと、上司からまた怒られるかもしれない……」

ネガティブな感情や思考は、行動を止めたり、モチベーションを低下させてしまい、ますます売れない営業マンになっていってしまいます(なぜ、ネガティブなことがどんどん思い浮かんでくるのかは後の章でお伝えします)。

このような場合にEFTを活用すると、一瞬で感情や思考がクリアになり、目標の達成についていて考えても、以前のようなネガティブな感情や思考は湧いてこなくなります。

すると当然のことながら、これまでは敬遠していたことややりたくなかったことにでも簡単に挑戦できるようになったり、**新たなアイデアや行動が生まれてくる**ことで大きな変化が起こるようになります。


他にも、いろいろな用途が考えられます。たとえば、ビジネスでよくある悩みとして、

「自分のやり方や行動に自信が持てない」

「自分が本当にやりたいことがわからない」

「優良なお客様が集まってこない」

「よいアイデアが湧いてこない」

「頭では大事だと理解していても、なぜか行動を先延ばししてしまう」

「上司や部下が自分のことを理解してくれない」

などといったこともあるかもしれません。

またビジネス以外でも、

「家族との関係がうまくいかない」

「よいパートナーがなかなか現われない」

「いつもダイエットに失敗してしまう」

といったことを多くの方がおっしゃいます。

あなたにも心当たりのあるものがあるかもしれないし、他にも改善したいと思うものがいろいろと思い浮かんでくることでしょう。

あらゆる問題においてネガティブな感情や思考が障害となっていることは少なくありません。そういった感情や思考が関係するあらゆる問題について、ＥＦＴはこれまでとても大きな効果を発揮してきましたし、多くの方が体験しています。


そこでＥＦＴテクニックの具体的なやり方をお伝えする前に、

「なぜ、ネガティブな感情や思考が生み出されているのか?」

「なぜ、望まない行動や考えを行なってしまうのか?」

ということについてお伝えしていきたいと思います。

「そんなことはどうでもいいから早くやり方を教えてくれよ」と思われるかもしれませんが、思考と感情に関する仕組みや理論を知っておくと、一見複雑に見える問題でも、短時間で根本原因が明確になったり、解決されていくことが多くなります。

特にＥＦＴテクニックは、「感情」にフォーカスすることでネガティブ感情の消去および思考の書き換えを行なっていきますので、その仕組みを知っておくことは非常に重要です。

3章

誰も語っていない「あなたが成功できない本当の理由」とは？

あなたが気づいていない、成功できない本当の理由

今度こそうまくいくと思ったのに、なぜか思うような結果が出なかった――そういったことを、あなたはこれまでに何回も経験したことがあるのではないでしょうか?

あなたは、これまで繰り返し言ってきたように、

「行動が足りないからだ」

「もっと明確な目標設定をして、セルフイメージを高めないといけない」

と感じているかもしれません。

しかし、あなたが成功法則通りにできない本当の理由はそこではありません。

では、本当の理由とは何なのでしょうか?

それは、「あなたの過去の記憶」にあります。

もう一度言います。

「あなたの過去の記憶が、あなたが成功できない原因である」ということなのです。

今、あなたの心の中では、「過去の記憶って、何でそんなものが俺の成功と関係あるんだ？　そんなこと、今まで聞いたことないよ」と感じていることでしょう。

たしかに、そう感じるのは無理もありません。

しかし、この過去の記憶を無視して成功することは非常に難しいと言えるでしょう。


では、過去の記憶とはどういうものなのでしょうか。

今からあなたに質問をするので、そのことについて少し想像してみてください。


「あなたがここ最近一番うれしかったことや楽しかったことは何ですか？」


いかがでしょうか？

何かうれしかったことや楽しかったことが浮かんできたでしょうか？

今、あなたの中に浮かび上がってきた感情やイメージ、それもあなたにとっては「過去の記憶」なのです。


いろいろな成功法則で、「行動や努力が足りないから」「明確な目標設定や鮮明なイメージができてないから」というのはそれ自体が問題ではありません。

頭ではわかっていたとしても、実際にはそれが、過去の記憶の影響によって「できない」と感じてしまうことが最も大きな問題なのです。

まだピンときていないあなたに、ＥＦＴテクニックを効果的に活用するためにも、なぜ、私たちの「過去の記憶」が成功やうまくいくことに対する大きな障害となってしまうのか、ということをこれからもっとわかりやすくお伝えしていきましょう。

あなたに一番影響を与えている「過去の記憶」

記憶というものについてここで覚えていただきたいことは、「記憶は2つのものでできている」ということです。

その2つとは

①「場面（シーンやイメージ）」

②「感情（ポジティブな感情またはネガティブな感情）」

です。

もう少しわかりやすく例をあげてみます。

私がまだ、極度のあがり症で悩んでいたときのことです。

あるとき私は、30人くらいを前にしてプレゼンテーションをしなくてはならない場面がありました。

私はそのプレゼンテーションの何日も前から準備をしていましたが、それでも当日が近づくにつれてどんどん緊張の度合いが高まっていき、あまりの緊張で前日は一睡もできなかったほどです。

そしていよいよ本番を迎え、相当緊張しながら、何とか30人の前でプレゼンテーションをスタートさせました。

そしてぎこちなくはあったものの、無事に終盤まできて、「ここからが最も重要な部分だ」と考えたその瞬間に、それは起こりました。

突然、私の頭が真っ白になり、そこから全く話せなくなってしまい、10分くらい沈黙状態が起きてしまったのです。当然そのプレゼンテーションは時間が足りなくなり、大失敗に終わったことは言うまでもありません。


このとき私にはどういった記憶が残ってしまうのでしょうか?

「場面」に関して言えば、私が頭が真っ白になって急に話せなくなったことで、参加者の人たちは「どうしたんだろうか?」「何しているんだろう?」と感じていたはずです。

そこで、私の記憶の中の「場面」は、「30人くらいの人たちから冷たい視線や不思議そうな視線で見られている光景」が残ることになります。

さらに、そのときにその場面に付随した何らかの「感情」も一緒に残ることになります。

今回の場面で言えば、私の感情はネガティブなものでした。

また、感情はひとつだけとは限りません。私はそのとき、

「みんなに冷たい視線で見られて**怖い**」

「前もってしっかりと準備をしてきたのに失敗してしまった自分が**情けない**」

「みんなが見ているのにこんなことになってしまって**恥ずかしい**」

「**心配**そうに見られるとよけいに**悲しい**」

「毎回あまりにも緊張する自分に**ムカつく**」

といったように、いくつものネガティブな感情を感じたのです。


感情には、大きく分けると「ポジティブなもの」と「ネガティブなもの」の2つがあります。どのような感情を持つかは、人それぞれの出来事に対する受け止め方に大きく影響します。同じ出来事で場面は同じでも、人によってはそれに対してさまざまな感情を持つのです。

中でも気をつけなければならないのは、「**ネガティブな感情を含む過去の記憶**」です。

「過去の記憶」がなぜ最大の問題になるのか？

過去の記憶が私たちの脳に残るだけなら何の問題もありません。

でも、残念ながらそれだけではないのです。

私たちの脳は計り知れないほどすばらしい処理能力があり、スーパーコンピュータ以上の能力を持っていると言われています。

脳は、常に私たちの過去の記憶を「検索」しています。一般的に検索と言うと「Ｙａｈｏｏ！」や「グーグル」などをイメージするかもしれませんが、脳は普段私たちが使っているパソコンよりもはるかに速いスピードで、あなたが意識する、しないに関係なく、常に検索し続けているのです。

「ホ・オポノポノ」というハワイの伝統的な問題解決法を全世界で伝えているヒューレン博士も「顕在意識の１００万倍の記憶が、１秒間のうちに潜在意識の中で立ち上がる」とおっしゃっていましたが、私たちの脳の処理能力は半端ではありません。

先の例では、私が以前にプレゼンテーションで大失敗をしたその場面では、「ネガティブな感情を持った記憶」が私の中に残ったことをお伝えしましたが、この記憶ももちろん脳の検索の対象となります。

そして、どういったときにこの記憶を脳が検索するかが大きな問題なのです。

一番多く現われるのは、「現在の状況やこれからしようとしていることが、過去にうまくいかなかったことや嫌だったことと同じような場面」のときです。

大勢の前でのプレゼンテーションで大失敗をしてしまったという「ネガティブな感情を持った記憶」が脳に残っていた私の場合はどうでしょう？

また同じように大勢の人前に立つという場面になったときには、私の意識に関係なく、脳はどんどん過去の記憶の中から似たような場面を検索してきてしまいます。

そうなると当然、私が先に述べた大勢の前でプレゼンテーションしたときの大失敗の記憶も検索に引っかかってしまうのです。

もちろん、脳が検索して、失敗の場面を思い出すだけなら何の問題もありません。

厄介なのは、場面と一緒に記憶の中にある「感覚や感情も一緒に今ここに思い出してしまう」ため、そのときに味わったものと同じ感情をまたここで味わうことになるのです。

私の場合で言うと、今から大勢の前で再びプレゼンテーションをしようとすると、以前に大失敗したときの記憶の中にある「怖い」「情けない」「恥ずかしい」「悲しい」「ムカつく」といった感情をまた再現してしまうことになるのです。

先のヒューレン博士も、「物事がうまくいかないのは、潜在意識の中の過去の記憶が再生されて現在に投影されるから」と言っています。

似たような場面で、私は以前に味わったものと同じネガティブな感情に襲われ、「また同じような失敗をしてしまうのではないだろうか……」といった不安や恐怖がどんどん増してくることになるのです。

それだけではありません。それが身体にまで反応が現われることもあります。

私の場合で言えば、手や足が緊張で震えるだけでなく、同じように声まで震えてくるかもしれないし、手のひらにはうっすらと汗もかくことになるかもしれません。

このように、私たちが意識していなくても、脳は常に検索を行なっているため、私たちがこれまで創り上げた「ネガティブな感情を持った記憶」はあらゆる場面で大きな影響を及ぼします。

ＥＦＴテクニックでは、この影響を全て短時間で外していくのです。

1日に6万回起こる質問と回答

私たちは常に自分の内面に対して、「何らかの質問を投げかけ、それに対して常に何らかの回答を得る」ということを繰り返しています。

一般的にこれは、「**内部対話**」や「**意志決定**」などと言われます。

たとえばあなたの内部対話において、「今晩は何を食べようか？」と質問を投げかけると、脳はそれに対する回答を出そうとします。

しかし、この対話のほとんどにあなたは気づくことはありません。

「内部対話」は、今もあなたの中で行なわれているはずだし、それはほぼ24時間やむことなくあなたが寝ている間もずっと対話は行なわれています。

そして驚くことに、こういった「質問と回答」といった意志決定は「1日に5～6万回も行なわれている」のです。

内に向けたコミュニケーションにおいては、当然ながらあなたの目標設定や行動、イメージングといった成功に関する対話もこれまでも常に行なわれてきました。

要は、その対話の中であなたはこれまでに、

「どんな目標を持てばいいのだろうか？」

「どういった行動をすればいいのだろうか？」

「どんなイメージングをすればいいのか？」

などの質問を無意識に行ない、そこから得られた回答によって目標設定や行動の決定、イメージの持ち方などを決定してきたのです。


もし、これまでにあなたが、頭ではわかっているのになかなか行動できなかったり、現在思うような結果や成功を手にしていないのであれば、あなたの内部対話が大きく影響しているのかもしれません。

あなたの内面で常に起こっている対話が非常に重要な決定を行なうわけですから、この「質問と回答」が、私たちの人生や成功に大きな影響を与えることは間違いないと言っていいでしょう。

厄介な問題を引き起こすあなたの脳

「1日に5万回とか6万回も自分の内面で対話している」とは言っても、これは無意識で行なっていることですから、気づくことはまずありません。

しかしここで本当に問題なのは、「**内部対話における回答があなたを成功に導くようなものになっていない**」ということなのです。

なぜ、常に成功やうまくいくことを望んでいるにもかかわらず、こういった問題が起きてしまうのでしょうか？

たとえば、あなたが誰かに質問されて、それに答える場合には、これまで学んできたことや自分の人生における経験などを参考に、質問に合った方法を導き出そうとするでしょう。

あなたの内面で起こる対話に関しても、全く同じことが言えます。

これまで、あなたが学んだり経験してきたことが、何らかの形であなたの今の行動や考え方を生み出すきっかけとなり、その回答や反応を出しているのです。

では、何がきっかけとなってあなたの行動や考え方を生み出しているのでしょう?

それは、「あなたの過去の記憶」なのです。

先の、私が大失敗したプレゼンテーションの例を思い出してみてください。

私がプレゼンテーションで大失敗した後、また大勢の前で話すときやそのような場面を想像したとき、脳は勝手に過去の記憶の中から同じような場面を検索してしまうことはお話ししました。

実は、その中でもネガティブな感情が大きなものや強いものといった、印象に強く残る記憶はすぐに検索に引っかかり、蘇ってきてしまうのです。

そうなると当然のことながら、まだ何も行動していないにもかかわらず、ネガティブな記憶ばかりが再生されてしまいます。すると、また同じようなネガティブな感情を味わいたくないといった本能から、行動や考えることを避けようとしてしまうのです。

あなたの内部対話が1日に6万回起こるたびに同じように脳も検索を行なっています。その6万回繰り返されている内部対話の質問や回答の半分以上はネガティブなものだと言われています。

ですから、ほとんどの人はネガティブな感情を持った記憶をこれまでの人生の中でたくさん創り上げてきているとも言えるのです。

私の場合で言えば、プレゼンテーションをするということを想像するだけでも嫌な感情に襲われ、心の中では「大勢の前ではもうプレゼンテーションをしたくない」と思い、できるだけそういう機会や行動を無意識に避けようとしてしまうのです。

これは、「苦痛から逃れたい」という人間の本能の部分と大きく関係しています。頭ではわかっていても無意識の部分では過去の記憶を検索してしまい、その感情を無視することができないのです。

もし今、あなたが思うような行動や目標の達成ができていないとしたら、それはあなたの中にある「何らかの過去の記憶が影響している」ということかもしれないのです。

ガンダムと同じあなたの行動

では、その過去の記憶を探ってネガティブな感情を消していけばいいのでしょうか？

たしかにそれも非常に重要なことです。

しかし、それでは変化が起こるまでに相当な時間がかかるし、消したように思える感情もまたすぐに蘇ってきてしまいます。


突然ですが、あなたは、ガンダムやマジンガーZといったロボットもののアニメをご存じでしょうか？

こういったロボットには共通していることがあります。それは、「ロボット自体が動きを決めるのではなく、**誰かに操縦されて動いている**」ということです。

ガンダムがどう動くかは、操縦席のアムロ・レイがそのすべてをコントロールしています。

マジンガーZも同じです。小さな飛行機に乗った兜甲児《かぶとこうじ》がマジンガーZの頭の部分にその飛行機をドッキングさせることで操縦が可能になり、マジンガーZというロボットのすべての動きを操ることができるのです。

あなたも、もしかするとこうしたロボットのようになってはいないでしょうか？

自分では「成功したい」「大きな夢や目標を達成したい」と願っているにもかかわらず、思うような行動や明確な目標設定、イメージングができず、なかなかそれらが達成できていなかったり、それに近づいていくことも思うようにできていない。

仮にそういったことがあれば、「あなたは自分自身をコントロールできていない」と言えるでしょう。言い方を変えると、「あなたは何かにコントロールされてしまっている」ということです。

少し想像してみてください。

「あなたは今、この本を読んでいますが、朝起きてから今までに意識して行動したことは何かありますか？」

いかがでしょうか？　あったとしても、おそらくとても少ないはずです。

朝起きて歯を磨いたり、顔を洗ったりしたかもしれませんが（まだこれからかもしれません）、こういった行動はほとんど無意識に行なっています。

同じように、1日の中であなたが意識して行動することは非常に少ないと言えるでしょう。

実際、多くの文献を見てみても、「人の行動は97％の割合で無意識に行なわれている」と言われています。言い換えれば、「あなたの行動の97％は無意識にコントロールされている」ということなのです。

先に述べた通り、その無意識の大半は、「過去の記憶の影響によるもの」でしたね。まさにあなたはガンダムやマジンガーZと同じように「過去の記憶に自分の行動や考えの操縦をコントロールされている」と言っていいでしょう。

さらに問題は続きます。この過去の記憶の中にあるネガティブな感情を消すことも非常に重要ですが、それだけでは自分自身の操縦をコントロールできるようにはならないのです。過去の記憶の中で気になるものをとにかく見つけていけばいいのでしょうか？

たしかに、過去のネガティブな記憶を消していけば、その影響を受けずにすむようになるし、それによって自分自身の行動や考え方をコントロールできるようになるかもしれません。しかし、それでは根本的な原因は解決しないままです。

本書では、ＥＦＴテクニックによって「短時間で過去の記憶の中にあるネガティブな感情を消していく」方法はもちろん、もっと本質的に問題解決するための具体的な方法についてお伝えします。

4章

あなたの成功を妨げる「ネガティブ感情」はどこからくるのか?

あなたの成功を妨げる2つの問題

セラピーやカウンセリングの現場では、過去の気になる記憶にフォーカスして、そこにある嫌な感情を取っていくということは当たり前のように行なわれていますし、私自身も以前は多くのクライアントをそのようにサポートしてきました。

それで何らかの変化が起こり、短期的には過去の記憶の影響が外れたように感じることは少なからずあります。

しかし、実際にはそれでは**本質的な問題は解決されていません。**

結局は以前と変わらない、自分自身が望まない状況や症状を引き寄せていってしまうだけなのです。

成功法則や成功ノウハウについても、これと全く同じことが言えます。

表面的な解決や一時的にモチベーションが高まって心地よい感覚を得ることを望むのであればそれでいいかもしれませんが、実際のあなたの望みはそうではないはずです。

そのためにはまず、もっと重要な問題にフォーカスする必要があるのです。
その根本的なものが、「過去の記憶の影響によって起こる2つの大きな問題」です。
その2つの大きな問題とは、

①過去の記憶の影響によって「安心領域（セーフティーゾーン）」の上限がどんどん下がってしまう

②過去の記憶の影響によって「思考パターン（プログラミング）」が自分の望まないものに書き換えられていってしまう

というものです。

この2つの問題が、EFTテクニックを実践し、短時間で成功に近づくことができるかどうかの非常に重要なポイントとなる部分です。逆に言うとこの2つの問題をクリアにできれば、間違いなくあなたは一気に成功へと近づくことができるのです。

あなたの心の中にある安心領域

「人が心から望むことは、必ず達成可能」ということは多くの心理学者や科学者が言っているように周知の事実となっていますし、あなたも聞いたことがあるのではないでしょうか？

ところが、「自分の能力だったら、こんな程度じゃないかな……」とこの本を読んでいるあなたは心のどこかで自分自身に何らかの限界を設けているということがありませんか？

この限界は最初からあったものでしょうか？

おそらく子供のときは違ったはずです。

「僕は大きくなったらプロ野球の選手になる！」

「私は大人になったら歌手になりたい」

そういったことを、子供の頃は何の疑いや抵抗もなく本気でなれると思っていたのではないでしょうか？

ところが、今のあなたはどうでしょう。いろいろなことに制限を設けて、自分自身の能力を低く見ているのではないでしょうか？

マズローという心理学者も同じことを言っていますが、「私たちは社会に出てからのさまざまな失敗の経験やうまくいかなかったこと、家族や周囲からの言葉や態度、組織や団体のルールや規則、国の文化などによって、どんどん創造性や可能性を見失ってしまう」のです。

要は、毎日増え続ける過去の記憶の影響によって日々自分の可能性を低く見ていきながら、「自分の限界はこんなものだろう」という決めつけをしてしまっているのです。

限界の決めつけにおいては、「上限」と「下限」を、あらゆることに対して無意識に設定してしまっています。

その上限と下限の間を「**心の安心領域（セーフティーゾーン）**」と言います。

たとえば年収に対してもそうです。仮に、今の年収が500万円の人がいるとすると、その人はそれに対して心のどこかで、「このまま今の感じでやっていくと、自分の能力だといいとこ700万円くらいが限界だろう」と想像して予測を行ない、700万円という上限を無意識に設定してしまいます。

逆に、下限もまた設定してしまいます。

「年収が300万円以下になると生活がたいへんだから、それだけは避けないと……」と心のどこかで感じていれば、300万円という下限を設定してしまうでしょう。

そうなると、年収に関する心の安心領域は「300〜700万円」となるわけです。

安心領域を持つことが悪いと言っているのではありませんが、「安心領域は、その人にとってある程度予測可能な心地よい領域」であるため、無意識にその領域に留まろうとしてしまうことが最大の問題なのです。

たとえば、年収3000万円に目標を設定した場合、あなたの安心領域の上限よりもはるかに高いところに意識がフォーカスすることになります。

特に、安心領域の上限を大きく上回る領域はこれまでに体験したことのないため、今までにはないほどの大きな変化の必要性や恐怖、さらに未知の部分への不安を感じ、それがネガティブな感情を引き起こして「不快な領域」となるのです。

それも、安心領域からの開きが大きければ大きいほど不快な感覚はどんどん増していくことになります。

■脳は安心領域を超えると不快と感じてしまう

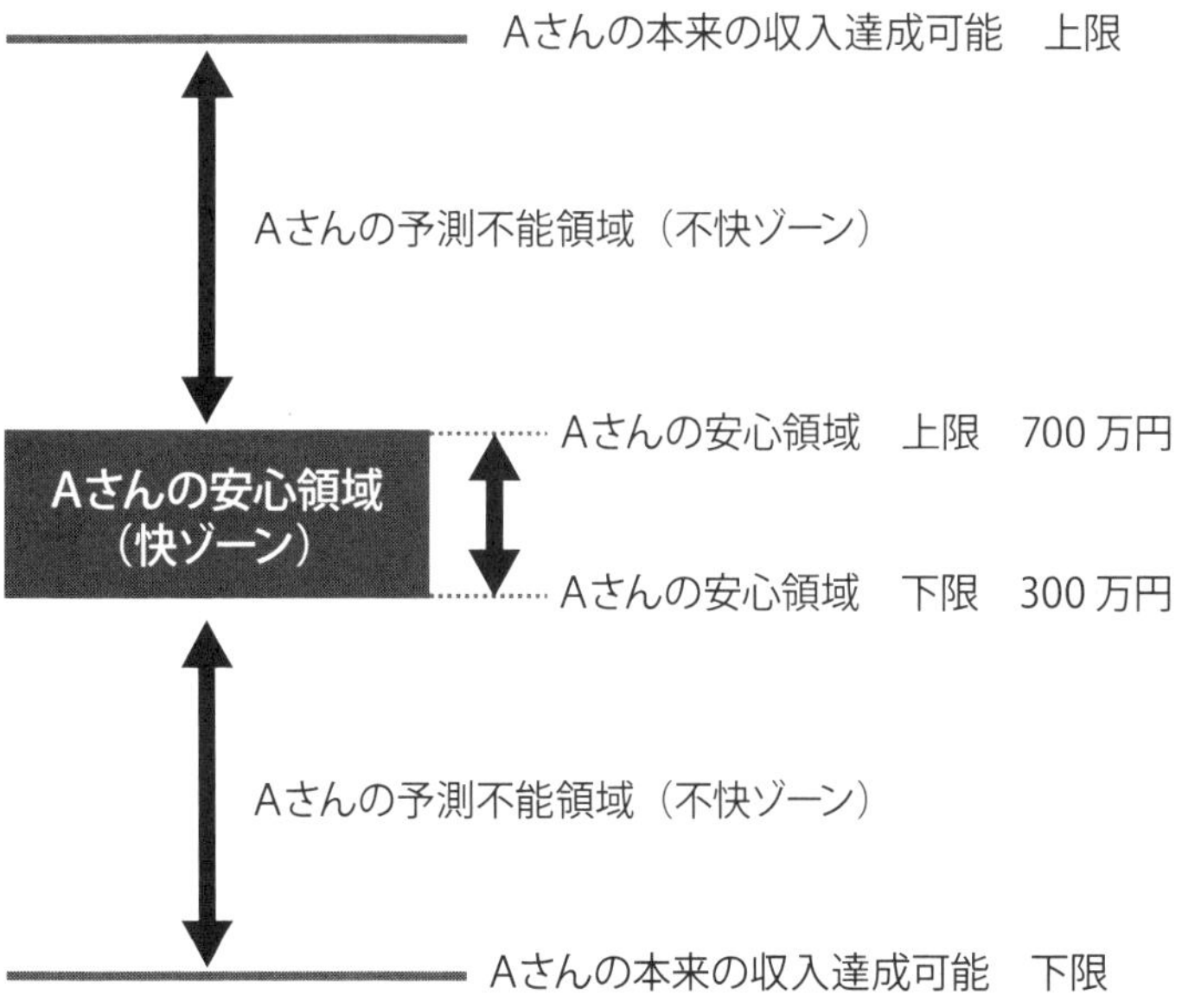

そうなるとどうなるのでしょうか？

私たちの脳は、本能的に「不快な状態に留まること」を特に嫌います。

たとえそれが、成功するという方向であったとしても、脳は無意識に「不快な状態ではなく、心地よい安心領域に引き戻そう」としてしまうのです。

安心領域に近い目標であれば問題ないかもしれませんが、あなたの安心領域の上限を大きく超えた目標を持てば持つほど不快となり、その目標を保つことを避けるような考え方や行動を無意識に起こしてしまうのです。

つまり、**表向きは「変化したい」けれど、無意識や本能的には「変化したくない」と考えてしまう**のです。

目標が大きければ大きいほど、さらなる失敗を引き寄せる

「成功するには大きな夢や目標を持つことが大事」といった成功ノウハウを聞いて、あなたも大きな目標や夢を持ってみたことがあるはずです。

たとえば、こういう話を聞いたことはありませんか？

「最近、すごくいい本に出会う機会が多くてね。それで、それらの本には共通して〝大きな目標を持って明確にイメージすれば成功できる！〟って書いてあったんだ。

今の自分の年収が500万円だから、3年後にその6倍の年収になっている目標を立てて、『2012年の4月1日には年収が3000万円になっている』と決めたんだ。

それとね、目標にはそのプロセスを細分化して設定していくことも重要らしいから、1年後には1000万円、2年後には2000万円と設定してみたよ。これで絶対うまくいくはずなんだよね！　3年後、いつでも何でも好きなものをごちそうするよ‼」

ところが多くの場合、１カ月後にその目標の話を本人にたずねてみると、「そうそう、あれね。まあ、あのときはそう思ったんだけどねえ……」といったことがほとんどです。

Ａさんが、明確で大きな目標を立てたこと自体は非常にすばらしいことです。しかしその一方で、その大きな目標を立てたことが原因で、Ａさんの中では時間の経過とともにこういった思考の中で無意識に起きてしまうのです。

「そんな大きな目標は自分には無理なのではないだろうか……」

「今の状況を考えると、どう考えてもその目標は将来達成できないのでは……」

といったネガティブな感情が押し寄せてくるのです。

これまでの成功法則やノウハウのやり方では、大きな夢や目標を持ってそれに立ち向かおうとすればするほど、それに向かっていくことで起こる**ワクワク感や楽しい感覚と同じくらいの強さのネガティブな感情に襲われる**こともしばしばです。

こういったことを繰り返すと、当然ながら大きな目標を持つことが嫌になってしまい、単なる失敗の記憶だけが増え続けていき、また別の方法を探して回ることになるのです。

一般的には、「失敗は成功のもと」と言われますが、このような場合、「**失敗は失敗のもと**」になりかねません。

目標を立てることの本当の意味

そこで、より大きな目標を達成していくための重要なポイントをひとつお話ししましょう。

「目標とは、達成するためのものである」ということをよく聞きます。

たしかに、あなたもこれまでは「立てた目標に向かって前進していこう！」「この目標を達成するためにどんなことでも受け入れよう」といった気持ちを持っていたかもしれません。


でも、今日からはその意識を少し変えていただきたいのです。

もちろん、目標を達成することは非常に重要です。

しかし、それ以上に重要なこととして、**目標は自分の安心領域の上限を引き上げるためのものである**ことを意識していただきたいのです。


安心領域の上限が上がっていけば、当然ながら大きな目標も「あなたの予測可能な範囲」として、心地よい領域に近づいていくため、達成の可能性も高まります。

逆に、どんなにすばらしい目標を立てたとしても、安心領域の上限が上がっていかなければ、なかなかその目標を達成することはできません。

さらに安心領域の上限が上がっていくと、あなたの意識やフォーカスも大きく変わっていくため、最終的な目的に向かって目標もどんどん大きくなっていくことは間違いありません。

新しく目標の設定を行なう場合にまず重要なのが、**現状の善し悪しは一切考えない**ということです。

たとえ、今のあなたの状況がよくないと思っても、それを基準に目標を設定しないでください。とにかく大きな目標を設定して、安心領域を広げる意識を持つことが重要です。

目標は、達成を意識したものよりも、安心領域を広げるために設定したほうがはるかに目標達成の可能性は広がっていくことになるからです。

■安心領域が広がれば、目標達成の可能性が高まる

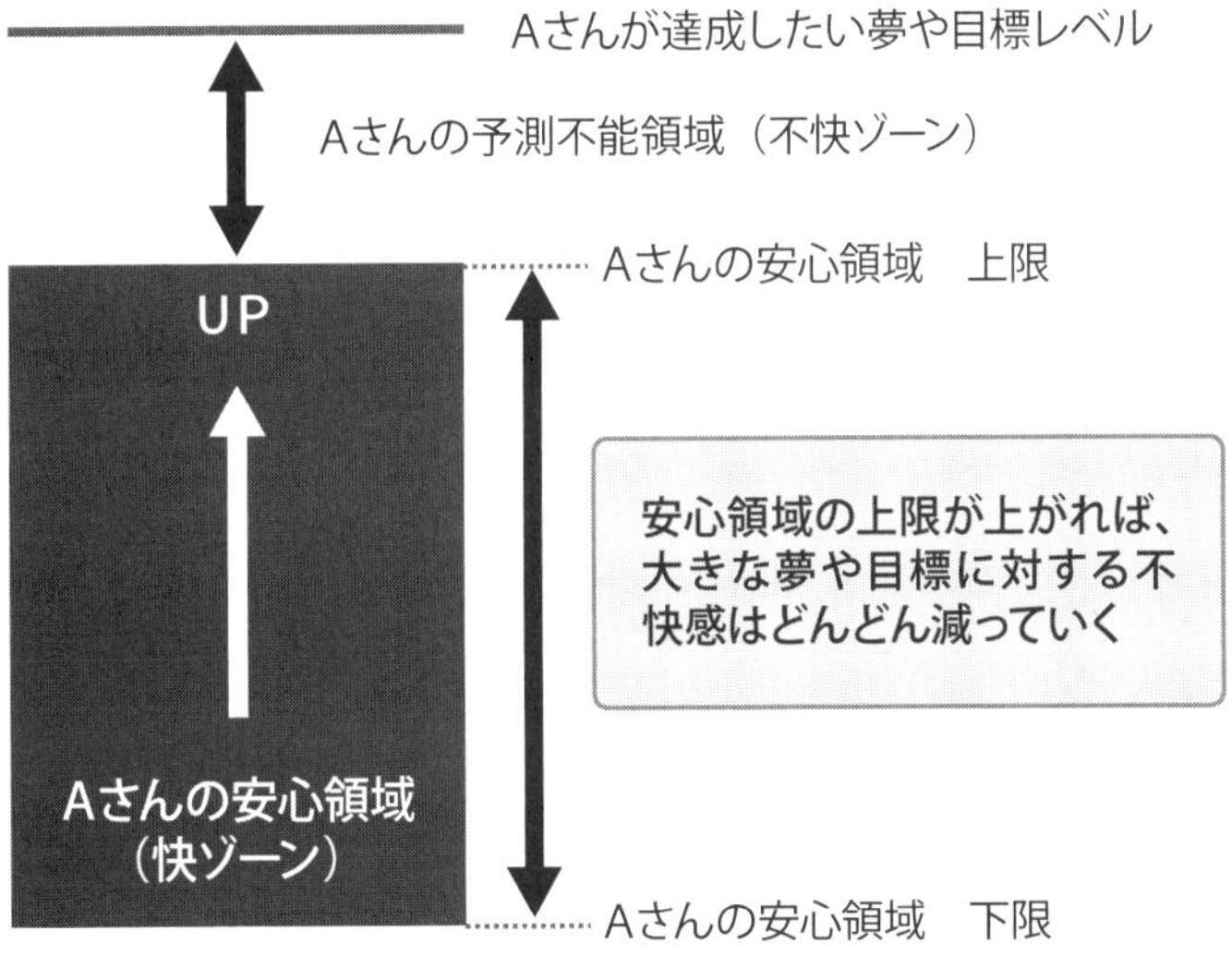

今この瞬間も安心領域の上限は下がり続けている

安心領域の上限が引き上げられると、成果も大きく変わっていくことになります。

しかし、それに対して非常に重要な注意点があります。それは、**あなたの安心領域の上限は、今この瞬間も下がり続けている**ということです。

あなたが仕事やプライベートで常にポジティブな感覚しか湧いてこなかったり、自分の行動のすべてがうまくいっているのであれば問題はありませんが、実際には、自分の望む結果を出すことはたやすいことではないでしょう。そうであれば、無意識にネガティブな感情になっている場合があり、それが新しいネガティブな過去の記憶となってしまいます。

また、仕事だけではなく日常生活でも、他人とのやり取りの中で人間関係がうまくいかず、ネガティブな感情になって嫌な記憶が増え続けることも少なくありません。

そういった日々湧いてくるネガティブな感情は嫌な記憶となって、あなたの安心領域の上限をどんどん引き下げてしまうのです。

いくら安心領域の上限を引き上げようとしても、日々の中で湧き上がってくるネガティブな過去の記憶によって上限が引き下げられ、上がっては下がる、ジェットコースターのような浮き沈みの繰り返しが起こってしまいます。

こういった状況では、あなたは永遠に安心領域の上限を引き上げる作業を行なっていかなければならず、夢や目標の達成途中で嫌になったりあきらめてしまうのです。

そこで重要なことは、「もうこれ以上ネガティブな記憶を創り出さない」ようにすることです。

つまり、あなたの中でネガティブな記憶が生み出されなければ、安心領域の上限を引き下げようとするものはなくなり、あなたの安心領域の上限はどんどん引き上げられることになるのです。

ネガティブ感情を生み出す原因はすべてあなたの内にある

「今日からネガティブな過去の記憶を創り出さないようにする」と言っても、なかなか難しいでしょう。

そこで知っておいていただきたいことは、**ネガティブな感情を生み出すものは、すべてあなたの「思考（考え方や受け止め方）」であるということです。**

この部分は非常に重要なので、もう少しわかりやすくお伝えしましょう。

心理学でも有名なアルバート・エリス博士が提唱している「ABC理論」というものがあります。

ABCとは、次に説明する英語の頭文字の略になります。

75ページの図のように、私たちは何かの「出来事」（Affairs）を体験したときには、さまざまな「反応（感情）」（Consequence）を示します。

この「反応（感情）」は100人いれば100人とも異なり、その違いを生み出すものが

■思考パターンは記憶の集中司令室

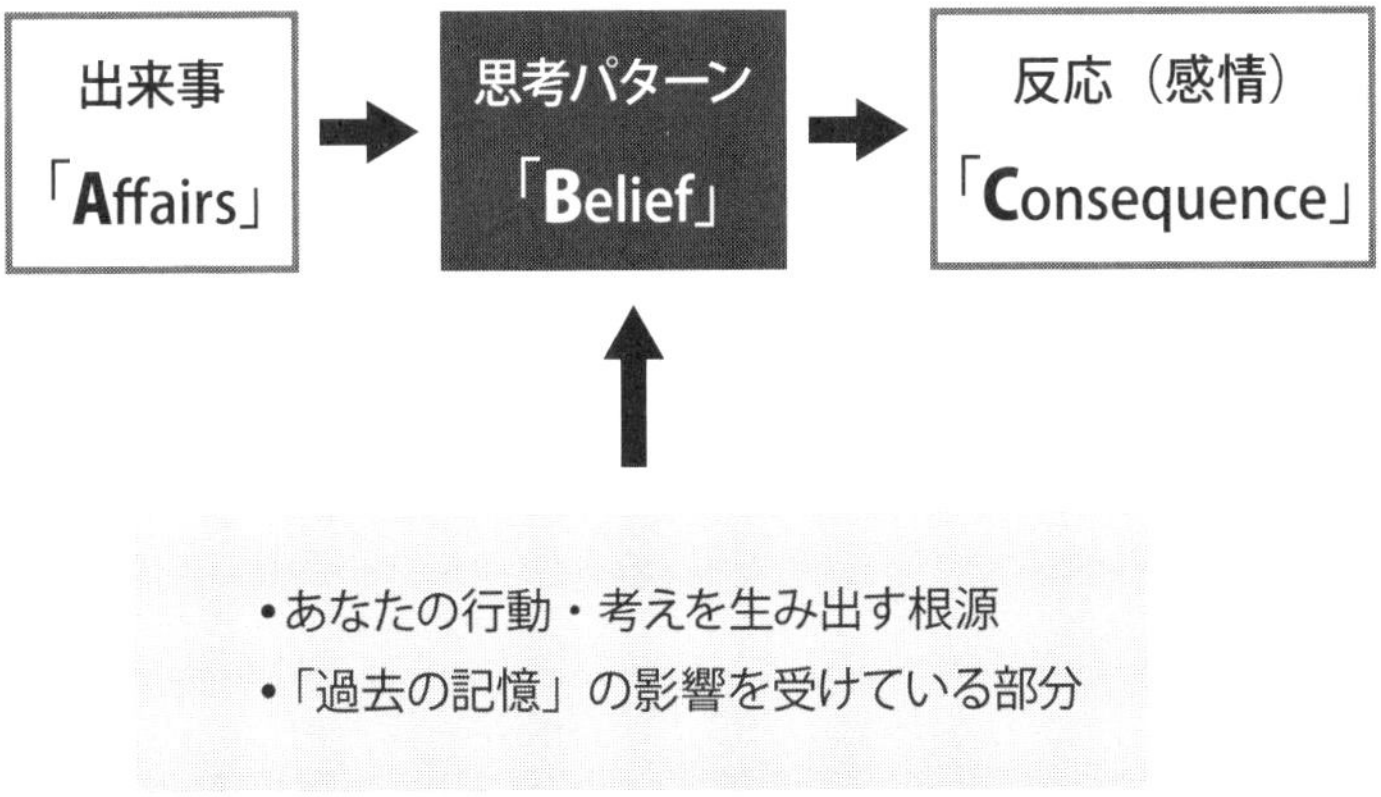

「思考パターン」（Belief）の部分になります。

たとえば、「渋滞」という同じ出来事に遭遇したとします。そこである人は、「おいおい、何でこんなところで渋滞してるんだ」という「反応（感情）」かもしれないし、他のある人は「まあ仕方ないな〜、今日はゆっくり行けということかな」という「反応（感情）」かもしれません。

他にも、「渋滞のおかげで大好きなラジオ番組がゆっくり聴けて、今日はすごくラッキーだ！」という「反応（感情）」の人がいるかもしれません。

これらは、「渋滞」という外部の現象が、直接あなたの「感情」を生み出しているのではなく、すべてあなたの内にある「思考パターン」がポジティブかネガティブいずれかの感情を発生させるかを常に選択しながら創り出しているのです。

実際、同じような「反応（感情）」でも、その強弱は人によって全く変わってきます。同じひとつの出来事でも、そこから生み出される「反応（感情）」の種類は無限です。

そして、「思考パターン」の部分が、私たちの「過去の記憶」の影響によって無意識にプログラミングされたものであり、他にも「信念」や「思い込み」といった言葉で表わされることもあります。

要は、この「思考パターン」が、「その人の中にポジティブな感情の記憶を残すか、あるいはネガティブな感情の記憶を残すかをその人の意思に関係なく決定づける集中指令室」に当たるのです。

パソコンで言うと、WindowsのようなOSソフトのような役割です。

このBの部分の「思考パターン」が、過去のネガティブな記憶の影響で、自分では望まない「思考パターン」をどんどん創り上げ、それによって今この瞬間もネガティブな感情の記憶を生み出し、安心領域の上限をどんどん引き下げている原因なのです。

「ネガティブ感情」にフォーカスする

あなたが、もし思うように行動することができず、夢や目標の達成に近づいていないとすると、間違いなくあなたの中にある思考パターンが、今現在も多くの「ネガティブな感情を持った記憶」を生み出している可能性が高いということです。

では、自分の思考パターンのよくない部分をどのように見つけることができるのでしょうか？

その答えは、**「ネガティブな感情にフォーカスすること」**です。

これまであなたは、ネガティブな感情はよくないものと考えてきたかもしれません。

しかし、ネガティブな感情にフォーカスする最大の理由は、「あなたの思考パターンがどうなっているかに気づくため」に行なうことなのです。

ネガティブな感情は思考パターンから生み出されるものであり、逆に言えば、その感情を調べていくと、あなたの思考パターンがどのようなものかがはっきりしてきます。それがわかったら、次章からお伝えするEFTテクニックの方法を実践して「短時間で思考パターンを自分の望むものに書き換える」ことを行なってください。

「ネガティブな感情」は、あなたの思考パターンを短時間で知るための大きな手がかりになりますし、またすばらしいセンサーとなります。ネガティブな感情にフォーカスすることなく、あなたが変化することは非常に難しいと言えるでしょう。

今までの成功法則では、「ネガティブなものは見てはいけない」と言われてきました。

しかし、ネガティブな感情は決して悪いものではなく、あなたに大きなヒントや気づきを与えてくれるものなのです。

5章

1分間で「過去の記憶」をクリアにするEFTテクニック

過去の記憶を一瞬で消し去ってしまうEFTテクニック

それではいよいよ、EFTテクニックの具体的なやり方について解説していきます。

どのようにして、EFTテクニックによってうまくいかない原因である「過去の記憶の影響」を解消していくのでしょうか？

もう一度思い出していただきたいのですが、あなたの記憶は2つのものでできています。

その2つとは、

①「場面（シーンやイメージ）」

②「感情（ポジティブな感情またはネガティブな感情）」

でしたね。

そして私たちが意識するかどうかに関係なく、脳は常に過去の記憶の検索を行なっているため、私たちがこれまで創り上げてきた「ネガティブな感情を持った記憶」はあらゆる場面で大きな影響を及ぼし、安心領域をどんどん下げたり、夢や目標の達成をどんどん遠いものにしてきたのです。

この「ネガティブな感情を持った記憶」に対して、ＥＦＴテクニックを用いると、「ネガティブな感情を持った記憶」があなたの潜在パワーによって「ネガティブな感情を一切持たない記憶」に生まれ変わります。

ここで重要なのは、ＥＦＴテクニックは記憶の場面を変化させるのではなく、場面と一緒に残っていたネガティブな感情を完全に消し去ってしまうということです。

脳がどんなにその記憶を検索してもネガティブな感情を消し去ってしまっているため、その記憶を思い出しても何も感じなくなりますし、現在に影響することもなくなります。

今日からあなたは、記憶の影響で安心領域が下がったり、望まない思考パターンを創り上げるといった**問題から解放される**ことになるのです。

前述した私の例で考えてみましょう。

「大勢の前でのプレゼンテーションで大失敗したというネガティブな感情を持った記憶」に対して、ＥＦＴテクニックを用います。

すると、「大失敗をしたときの場面」は消えませんが、「大失敗をしたときのネガティブな感情」は消えてしまいます。

■ＥＦＴテクニックでネガティブな感情から解放される

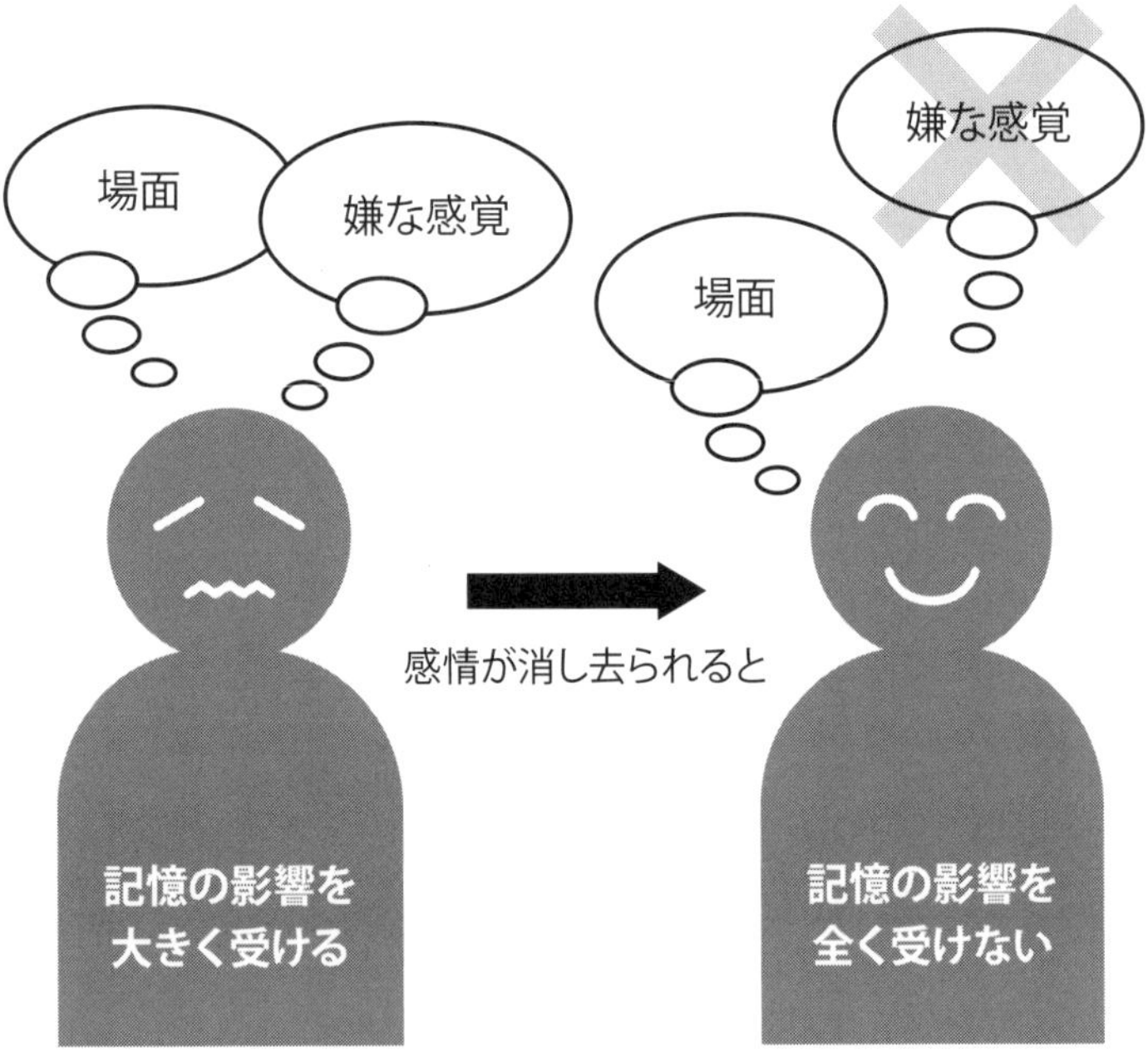

そのため、その後に私が大勢の前でのプレゼンテーションで大失敗した場面を脳が検索して思い出したとしても、再びそのネガティブな感覚が再現されることはありません。何も感じない、あるいは思考の変化によってはポジティブに感じる記憶として認識することが可能となるのです。

こういったことが短時間で簡単に実現できれば、これまでにない大きな変化が起こることは間違いないと十分に理解していただけることでしょう。

EFTテクニックの6つのステップ

ビジネスEFTのベースとなるEFTテクニック自体は、次の6つのステップで行なっていきます。

ステップ1
成功や夢、目標の実現を邪魔していると思われる問題や過去の出来事をひとつ出してみる

ステップ2
それを思い出したとき、どういう感覚や感情を感じるかを見つける

ステップ3
ステップ2で出した感覚や感情の中から、ひとつだけ選び出してその大きさを計る

ステップ4
効果を高めるためのセットアップを行なう

ステップ5　8カ所のタッピングを行なう

ステップ6　ステップ3と同じことを行ない、感覚や感情の大きさを再度計る

ステップ1　成功や夢、目標の実現を邪魔していると思われる問題や過去の出来事をひとつ出してみる

まず、ここでは自分自身の成功をはじめ、夢や目標の実現を邪魔していると思われる問題点や過去の出来事をいくつかあげていき、その中からひとつを選びます。

◎例

・私はいつも人前で緊張してあがってしまう

ステップ2 それを思い出したとき、どういう感覚や感情を感じるかを見つける

ステップ1であげた問題点や出来事のことを思い出すと、どんなネガティブな感情を感じるかを見つけます。

ネガティブな感情は、その問題点や出来事の記憶の中に複数ある場合もあるでしょう。その場合はいくつでも出してみてください。

◎例

・人の目が恐い　自分が情けない　とても悲しい　自分にムカつく

ステップ3 ステップ2で出した感覚や感情の中から、ひとつだけ選び出してその大きさを計る

ここでは、ステップ2で見つけ出したネガティブな感情の大きさを計ります。注意点とし

て、ここではネガティブな感情をひとつだけに絞ります。

たとえば、ステップ2で出した感覚や感情の中で、自分が一番気になるものやネガティブな度合いが大きく感じられる感覚や感情をひとつだけ選び出してその大きさを計り、数値化します。

数値化するには、今ここでその過去の記憶の出来事を頭の中でイメージして、そこに存在するひとつのネガティブな感情がどれくらいの大きさかを「0～10段階」で決めます。この場合、「0」がネガティブな感情を何も感じないレベルで、「10」が最も大きく感じるレベルです。「0～100」「0～50」などで数値化しても問題ありません。これは、後でその感覚や感情がどう変化したのかを探るための指標となります。

数値化する際には、過去のイメージをじっくり思い出して味わうのではなく、長くても10秒間程で自分の感覚で表わします。

◎**例**

・人の目が怖い……9（10段階中）

※ネガティブな感情はいくつもあるが、その中から一番気になるものとして「人の目が怖い」というものに焦点を当て、「怖い」という感情の大きさを数値化して計る。

ステップ4

効果を高めるためのセットアップを行なう

ここでは、ネガティブな感情を完全に消し去ってしまうように、その効果を最大限にあげる「セットアップ（効果を高めるための準備）」を行ないます。

ＥＦＴテクニックでは、過去の記憶の中にあるネガティブな感情を短時間で消し去って、さらには自分が望む思考に書き換えを行なうために最も効果的なのは、「今ここで、過去の記憶の中にあるネガティブな感情を具体的で鮮明に思い出すこと」です。

そのためには、過去にその感覚を味わった場面を頭の中でいかに鮮明なイメージで再現できるか、ということが大きなポイントになります。

そこで、まずはその問題点や出来事の場面を再度振り返って言葉にするとともに、それらをどう改善してどうなったらいいかも考えて、ひとつの文章にして言葉に出して読み上げます。声に出して読み上げることで、脳はどんどんその記憶を検索するため、イメージが鮮明になります。

この記憶を鮮明にするフレーズのことを、セットアップ時に声に出して用いる言葉として「セットアップフレーズ」と呼んでいます。

セットアップフレーズは、次のような構成になります。

「問題点や出来事のシーン＋でも（逆接続詞）＋どうなったらよいか？」

そして、もうひとつ重要なことがあります。

セットアップフレーズを声に出してイメージを鮮明にする際、さらに効果をあげる「右脳と左脳のバランス調整」が必要です。そのため、次の動作も組み合わせて行ないます。

動作は2種類あり、「圧痛ポイント」を軽く揉むか、「空手チョップポイント」を軽く叩いて刺激を与えるかのどちらかを選択することができます（92ページのポイント図参照）。セットアップフレーズを声に出している間、この2つの動作のいずれかを一緒に行ないます。

圧痛ポイントは、のどの下のくぼみから2～3cm下がった部分から、さらに左右どちらでもよいので10cmくらい離れたところになります。

ただし、体の大きさが人によっても違うため、10cm等の長さはおおよその目安ではありますが、実際には「圧痛」という字のように、押すと「痛気持ちいい」部分です。

また、空手チョップポイントもその名の通り、空手で瓦等を割る際に使う小指から下がった部分になり、これも左右どちらでも結構です。

鍼灸等の場合なら、そのポイントにずれがないように鍼を刺す必要がありますが、EFTテクニックの場合は鍼灸と違い、「だいたいそのあたり」という程度でも問題はありません。

■動作を加えてさらに効果を高める

・圧痛ポイント

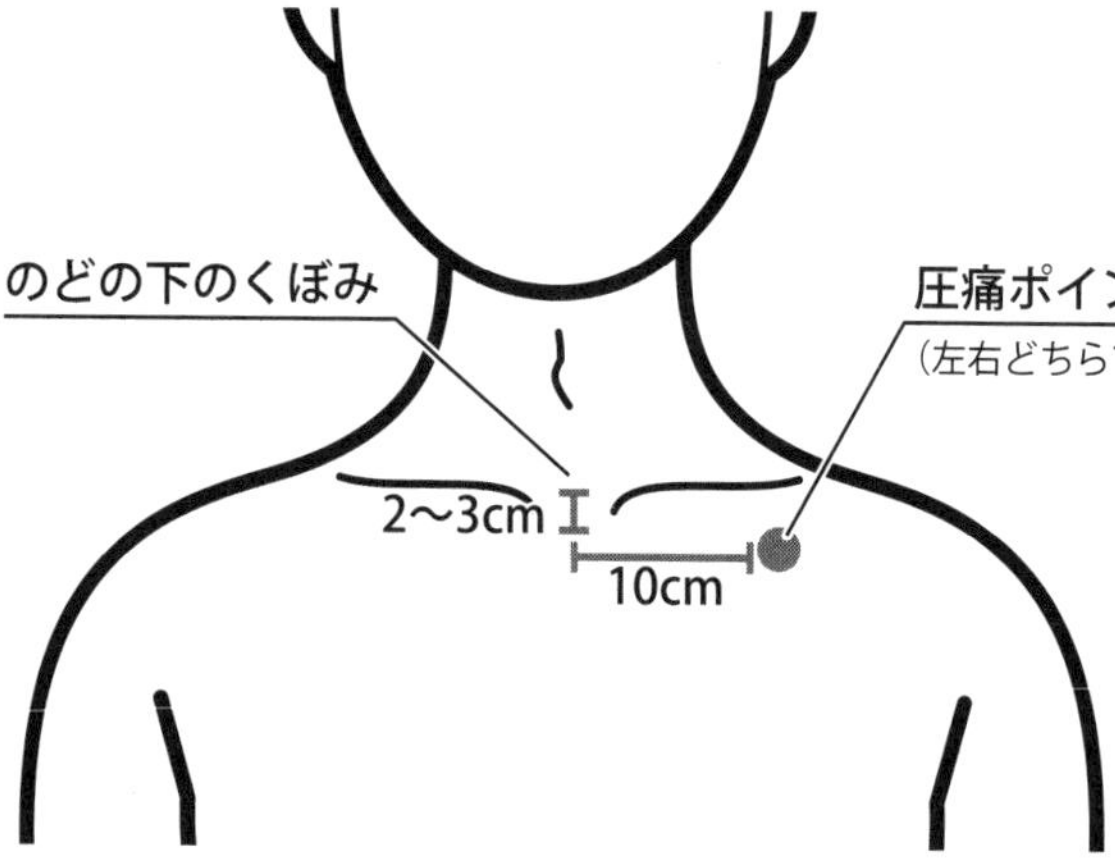

・空手チョップポイント

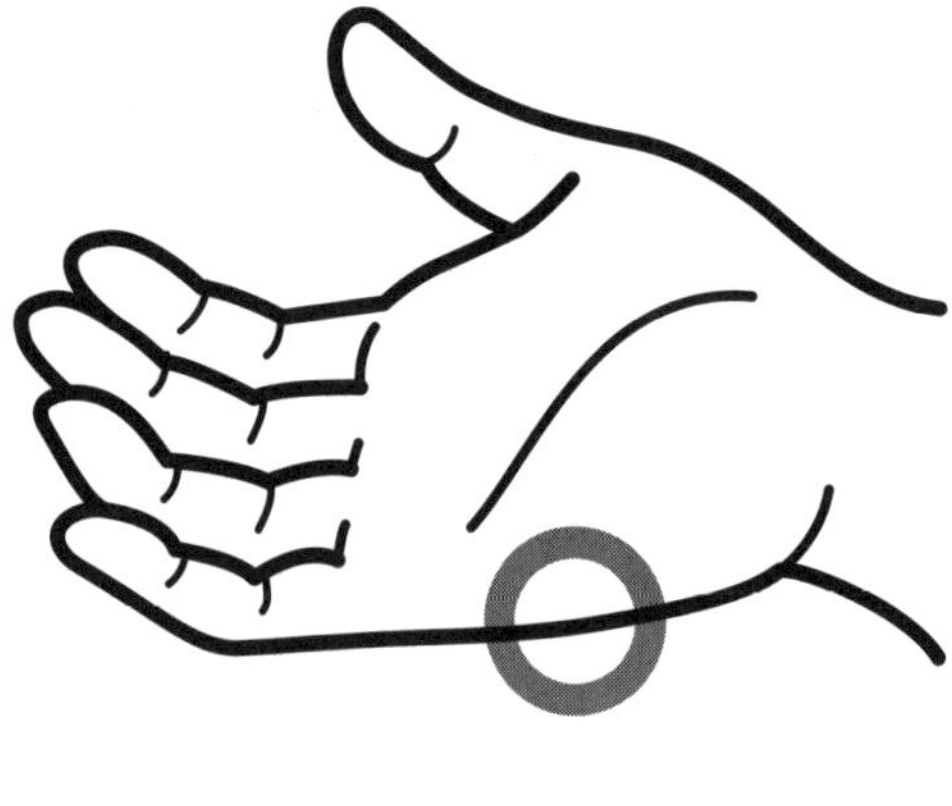

※ＥＦＴジャパンインストラクター山崎直仁氏作成図参照

◎例

・「私は人前に出るといつも緊張してしまい、そのことで人の目がものすごく怖く感じる。でも、私は友人と会話するように大勢の前でもどんどんリラックスして話せるようになってくる」

※このフレーズを声に出して読み上げている間、圧痛ポイントを軽く揉むか、空手チョップポイントを軽く叩き続ける。

ステップ5　8カ所のタッピングを行なう

セットアップが終了したら、決められた8カ所のツボ・ポイント（95・96ページ参照）をタッピングしていきます。ここでも、ツボ・ポイントごとに言葉を組み合わせていきます。言葉はセットアップ時と同じようにネガティブな感情を味わった場面を頭の中で鮮明にイメージできる単語や短いフレーズになります。

まず、ネガティブな言葉だけで8カ所のタッピングを2サイクル繰り返します。次にそれとは逆に、どう改善してどうなったらいいかといったポジティブなイメージが湧いてくる単語や短いフレーズで同じ8カ所のタッピングをまた2サイクル繰り返します。

つまり、8カ所のタッピング時にそれぞれのツボ・ポイントを何回かタッピングしながらネガティブな言葉を口に出すのを2サイクル、その次にポジティブな言葉で同じ8カ所のタッピングを2サイクル、合計4サイクル繰り返すのです。

言葉は、あなたが思い浮かんだものを自由に使ってみてください。8カ所同じ言葉でもいいし、1カ所ごとに言葉を全部変えてもいいでしょう。同じ言葉を8カ所の複数カ所で繰り返しても、全く問題ありません。

また、ポジティブな言葉は、成功法則のアファメーションで言われるような現在進行形でなければならないということも一切ありません。

1カ所ごとに行なうタッピングの回数は5〜7回と言われていますが数える必要はなく、だいたいで結構です。回数に意識を向けず、なるべく問題点や出来事に意識を向けるようにしてください。

ネガティブで8カ所を2サイクル、ポジティブで8カ所を2サイクルのタッピングが終わったら、大きく2回深呼吸をして、その後に十分な水を補給するようにしましょう。

これは、あなたの中に潜在的に備わっている**自己治癒力というエネルギー**が活性化されることで体が渇水してくる傾向があり、それによって疲れを感じることが多々あるため、十分に水分を補給することが大切なのです。この場合、さらに渇水を促す恐れのあるカフェインなどが入ったコーヒーやお茶、お酒等は避けるようにしてください。

８カ所のツボ・ポイントは、次の順番でタッピングしていきます（96ページのポイント図参照）。

①頭のてっぺん……頭の真上
②まゆ頭…………まゆのつけ根（左右どちらでもよい）
③目の横…………目の真横のくぼんだ場所（左右どちらでもよい）
④目の下…………目の下の骨の部分（左右どちらでもよい）
⑤鼻の下…………鼻と上唇の間
⑥あご……………下唇と顔の下端の間
⑦鎖骨……………鎖骨の下のくぼんだ場所（左右どちらでもよい）
⑧わきの下………体の真横のわきの部分で男性は乳首のライン、女性はブラジャーのライン（左右どちらでもよい）

■タッピングポイントは全部で８カ所

- ①から⑧までのツボ・ポイントを
  - ポジティブなフレーズ
  - ネガティブなフレーズ

  } 2サイクルずつタッピングする
- タッピングが終わったら必ず2回深呼吸と水分の補給
- 重要なのはセットアップフレーズ

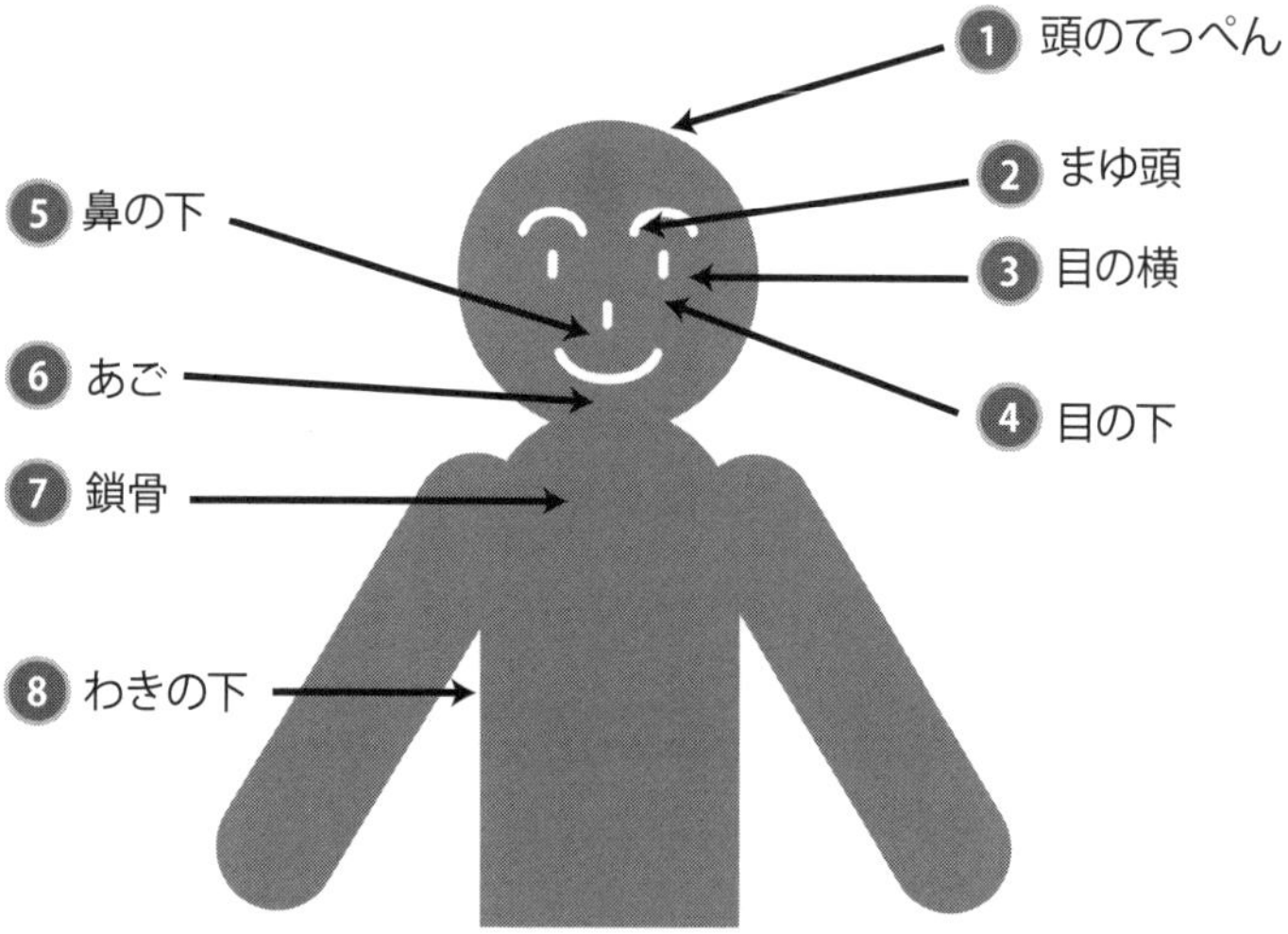

※エモーショナルデザイン ＨＰ（http://www.emo-d.com/）参照

◎例

・ネガティブな言葉……人の目が怖い　情けない　悲しい　ムカつく　いつも失敗してしまう　緊張する　あがってしまう　ダメなやつだと思われる

・ポジティブな言葉……リラックスできる　自分らしくできる　穏やかに話せる　落ち着く　楽しくなっていく　スムーズになる　余裕が出てくる　力を発揮できる

ステップ6

ステップ3と同じことを行ない、感覚や感情の大きさを再度計る

ここでは、ネガティブな感情の大きさがどう変化したかを計ります。

ステップ3で選び出したひとつの感覚や感情を再度、その過去の記憶の出来事を頭の中でイメージしてそれを数値化し、タッピングをする前と後でどう変化したかを確認します。

ここで、数字が「0」や「1」まで下がっていなければ、再度ステップ4〜ステップ6を繰り返し行ないましょう。

そのとき、「もっとセットアップフレーズを具体化して問題点や出来事を鮮明にイメージできないか？」ということを意識するようにしてください。そのことを意識してセットアップフレーズを変更しながら繰り返し行なっていけば、ほとんどの場合は短時間でネガティブな感情が消し去られます。

そして、ひとつに絞った感覚や感情が「0」や「1」になったら、ステップ2でいくつも出した他のネガティブな感情から、また同じようにひとつに絞ってステップ3から始めていきます。

さらに、残っている他のネガティブな感情も同様に行なっていきます。

効果がない場合については、後の項目でその理由をくわしく解説するので、そちらを参考にしながらどんどんイメージを鮮明にしていっていただけたらと思います。

◎例

- タッピング前　人の目が怖い……9→　1回目のタッピング後　人の目が怖い……4

↓　タッピングを繰り返す　人の目が怖い……0

さらに注意点として、EFTテクニックを用いている最中に効果が現われ始めると、その

■「過去の記憶」を数値化する

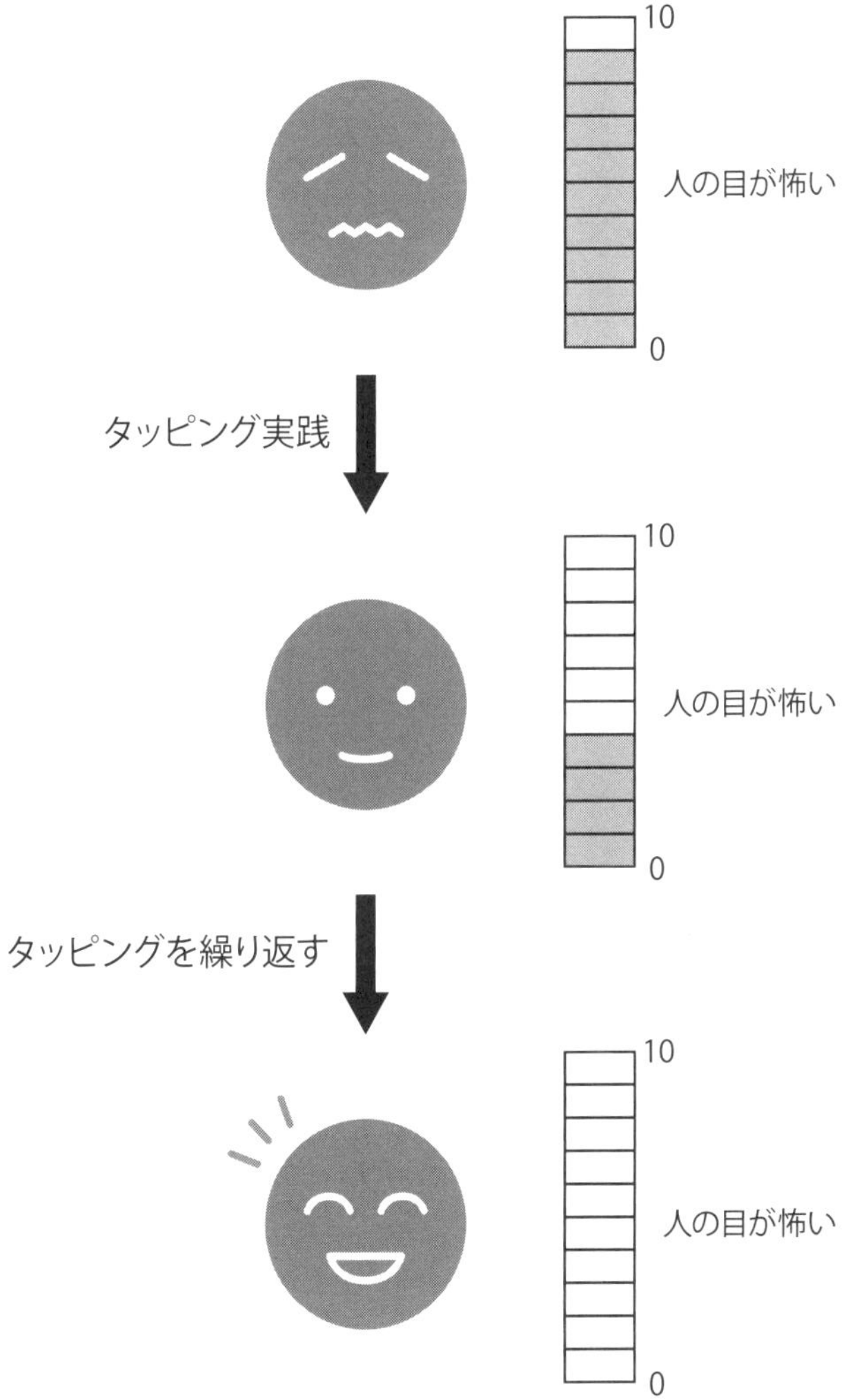

問題点の原因に共通した他の場面が脳裏に浮かんできたり、今までには気づかなかった感覚や感情が出てくる場合があります。

まずは現在扱っている感覚や感情を十分に消し去ってから、次のタッピングの途中で現われた場面や感情にフォーカスしていってください。途中でいろいろ現われたからといって、そのつどフォーカスして追っかけていくと、今、どの記憶の感覚や感情が消し去られているのかがあやふやになることがあります。

ただし、現在扱っている感覚や感情に集中できないほど他の感覚が強く現れたときには、より強いと感じるほうに意識を向けて、ステップ1からEFTテクニックを行なってください。

実際には、後の章でお伝えする、EFTテクニックをベースとした「**エモーショナル・デザイン・シート**」を用いることで、セットアップフレーズを簡単に作れるようになりますし、思考パターンの書き換えも明確に行なえるようになり、効果も一気に高まっていきます。

まずはベースとなるEFTテクニックのだいたいのやり方を覚えておいてください。

うまくいく人とそうでない人の決定的な違いとは?

ＥＦＴテクニックは、これだけ簡単なのに大きな効果が期待できるのがその最も大きな魅力です。ただしその一方で、こういったことがよく起こっています。

たとえば、ＡさんとＢさんがいたとします。

ＡさんもＢさんも、同じようにネガティブな感情を持った過去の記憶に対してＥＦＴを用いてネガティブな感情を消し去ることを行なっていきました。

ところが、二人ともＥＦＴテクニックを同じように用いているにもかかわらず、Ａさんはどんどん効果があがるのに対してＢさんはあまり効果が出ません。

もちろん、人によってネガティブな感情を持った過去の記憶の出来事や場面は異なりますからその内容もさまざまなのですが、大きく２つに分けることができます。

１つ目は、「教えられた通りにやっているのに感覚や感情に変化が感じられない」というものです。

そして２つ目が、「感覚や感情に変化を感じてその場で効果が現われるが、時間の経過とともにまた同じ感覚や状況が再現されてしまう」といったものです。

たとえば、先述したような「あがり症」の例で言うと、その場ではＥＦＴテクニックを用いていくと過去に緊張した場面での嫌な感覚がゼロになったにもかかわらず、また同じように人前に立つと緊張の感覚が襲ってくるわけです。


こうなると結局、同じネガティブな感情や状況が再び起こってしまうのですから、「やはりＥＦＴテクニックも、その場限りのプラシーボ効果（偽薬効果）ではないのか？」となってしまうかもしれません。

たしかに、やり方は間違っていないのですが、これには明らかな原因があります。変化がないのには理由があるのです。その原因を知ってＥＦＴテクニックをやるのとそうでないのとでは、大きな差が出てしまいます。

また、その原因はＥＦＴテクニックの原理と大きく関わっています。

ＥＦＴテクニックで最も重要なことは、ネガティブな感情を持った過去の出来事の記憶を具体的にイメージできたときにタッピングを行なうと、過去の記憶の中にあるネガティブな感情がどんどん消えていき、さらには書き換えたい思考パターンにどんどん書き換わっていくということです。

逆に言えば、過去の記憶のイメージが具体的ではなくあいまいだと、問題解決の効果を得にくいということです。この場合、根本的な解決には結びつきにくくなり、同じ感情や状況を繰り返すことになってしまいます。

要は、うまくいくかどうかのポイントは、「今ここで過去の記憶の出来事を、具体的かつ鮮明にイメージできるかどうか」ということになります。

過去の記憶の出来事が、今この時点であなたのイメージの中で具体的になればなるほど、感覚や感情も鮮明になるため、どんどん効果は現われてきます。

では、どうすれば過去の記憶を簡単に、そしていかに具体的で鮮明にイメージできるのかを、次項で解説いたします。

過去の記憶を具体的にイメージする方法

「過去の記憶を具体的にイメージする」と言われても、なかなかピンとこないのではないでしょうか？

具体的なイメージとは、成功法則でよくある「将来自分が成功している姿を明確かつ具体的にイメージしなさい」といったものとは異なります。

ここでいうイメージとは実際に過去にあった出来事になるため、コツさえつかめば簡単にイメージすることができるようになります。

過去の出来事を具体的にイメージする最も効果的で簡単な方法は、その場面をイメージの中で細かく描写しながら、その状況を真向かいに人がいると想像して話すといいでしょう。相手にもその場面の詳細なイメージが十分に理解できるように、声に出して言葉で説明していくようにするのです。

そうすると、人間の脳は勝手にその場面をどんどん思い出してイメージも鮮明になっていきます。イメージが鮮明になれば、当然ながらそのときに味わった感覚や感情も、再び鮮明に感じることができます。そのときにタッピングを行なうと、最も効果が現われます。

さらに、EFTテクニックでそれと同じ役割をしてくれるのが、声に出して言う「セットアップフレーズ」です。

たとえば、先の「あがり症」の例でのセットアップフレーズは、「私は人前に出るといつも緊張してしまい、そのことで人の目がものすごく怖く感じる。でも、私は友人と会話するように大勢の前でもどんどんリラックスして話せるようになってくる」とありましたが、これだけで過去の記憶が具体的で鮮明になるでしょうか？

これでは、脳は「いつ」「どこで」「どんな」出来事の記憶にフォーカスしていいのか全くわかりません。

この場合は、あいまいでネガティブな感情にしかフォーカスしていないため、具体的とは言えません。本当に消したいネガティブな感情は消えず、また同じような状況になると過去の記憶に影響されて同じ事態を繰り返すことになります。

効果をあげたいなら、**出来事のレベルに合わせる**ということになります。先のセットアップフレーズで言えば、「私は人前に出ると緊張してしまう」というのは具体的な「出来事のレベル」ではなく、「表面的な意識レベル」であり、そういう傾向や習慣があるということにすぎません。

これを具体的にするということは、「あがり症」で「嫌な体験をした出来事」にフォーカスして、セットアップフレーズの中にその出来事を具体的に入れて声に出して言う、ということになります。たとえば、

「私は3カ月前の第1会議室で行なわれた改善のためのプレゼンテーションで30人の前で話をしたときに緊張して以来、みんなの目が怖くなった。そのとき、手も足も震え、肝心なポイントが言えずに失敗に終わってしまった。さらに、一番前で聞いていた上司のKさんに〝もっと期待していたのに〟とコメントされて本当につらく、それ以降、人前で話すたびにどんどん緊張してしまう」

といった、「5W1H」を意識したものであれば、脳は、そのときの出来事で五感で感じたものやネガティブな感情も具体的に再現するはずです。

ひとつの「ある出来事」にフォーカスし、EFTテクニックを用いて効果が現われてくると、行なっている最中にそれに関連した過去の出来事の場面が思い出されてくることになります。それらの記憶の中にあるネガティブな感情を消し去ることも非常に重要です。

その場合には、最初にフォーカスした出来事のネガティブな感情が「0」、あるいは「1」くらいになってから、その後に途中で出てきた他の出来事に対してもEFTテクニックを用いていくことでどんどん効果が現われてきます。

思考パターンをどんどん書き換える

先では「あがり症」の例をあげましたが、私自身も中学生の頃から極度のあがり症で何十年も悩んできました。

あがり症が原因でそれまでたくさんの失敗も経験してきましたし、数々の大きなビジネスチャンスを逃してきました。人前で数えきれないくらい嫌な思いをし、その度に後悔してきました。

そのために、「こうすればあがり症が改善できる」といった本や情報を購入し、そこに書かれているありとあらゆる方法を試してみました。しかし、全く改善することはなく、さらには多くの時間やお金、労力をかけていくつもの話し方セミナーにも通いましたが、それもほとんど効果はありませんでした。

そんな、何をやっても治らなかったあがり症の私が、あるときEFTテクニックを知り、わずか数回実践しただけで、信じられないくらい劇的に改善していったのです。

実際に大勢の前に立ったときでも、以前に比べるとはるかに改善されていました。

しかし残念ながら、完全に改善されたかというと、それにはまだまだ遠い感じがありました。あがり症に関してEFTテクニックを用いた結果、過去のネガティブな感情を持った記憶はほとんど思い出せないくらい消えているにもかかわらず、まだ完全には改善されていなかったのです。

これには明確な理由があります。

前述したように、EFTテクニックを用いることで、重要な2つのポイントがあります。

①過去の気になるネガティブな感情の記憶を消すことで安心領域の上限を引き上げていく

②ネガティブな感情にフォーカスして思考パターンを望むものに書き換えることで、ネガティブな感情の記憶を創り出さないようにする

①に関しては、過去のネガティブな記憶がすべてクリアになっているのであがり症に関して言えば多少の改善は見られるわけです。

しかし、問題は②のポイントです。要は、今の段階では、あがり症で引き起こされるネガティブな感情を生み出す原因でもある思考パターンがどういうものかもわからず、書き換えも十分にはされていないのです。

前にも言いましたが、「思考」から「反応（感情）」は生み出されているのであって、あがり症も何らかの私の思考パターンがそのネガティブな緊張状態を生み出しているのです。

この段階では、まだあがり症を引き起こす思考パターンを明確にしておらず、さらにはその書き換えも十分に行なわれていません。

そのために、どんなに過去の気になるネガティブな感情の記憶を消して安心領域の上限を引き上げようとしても、思考パターンは変わっていないので根本的な解決はされておらず、あがり症は以前と同じように引き起こされていってしまうのです。

何回も言いますが、「思考」から「反応（感情）」は生み出されているのです。逆に言えばネガティブな感情は悪いものではなく、あなたの思考パターンがどういったものかを教えてくれる最もすばらしいセンサーになります。

そこで、最も短時間であなたが変化していくためには、ＥＦＴテクニックで「ネガティブな感情を持った過去の記憶を消しながら、その感情からどういう思考パターンになっているかを見つけ出し、それをもとに自分が望む思考パターンに書き換える」ということを行なっていく必要があるのです。

6章

EFTテクニックの効果をあげる「エモーショナル・デザイン・シート」

思考パターンを一瞬で書き換える「エモーショナル・デザイン・シート」

あなたがEFTテクニックで最も短時間に変化するためには、「ネガティブな感情を持った過去の記憶を消しながら、その感情からどういう思考パターンになっているかを見つけ出し、それをもとに自分が望む思考パターンに書き換える」ことが重要であることはおわかりになっていただけたと思います。

EFTの手法によって、あなたの成功を邪魔している過去の記憶の影響がどんどん消えていき、さらには自分自身の思考パターンに簡単に気づくことで、それを短時間で書き換えていくことが可能になります。

私たちが、人生において成功することや夢や目標を達成していくことに関しても、過去の記憶の影響によって創り上げられたさまざまな思考パターンが存在します。

たとえば、「私の人生はすべて順調にいく」「どんな人とでも私は必ずうまくやっていける」といったポジティブなものもあれば、「私は常に物事を完璧に行ない、失敗してはならない」「人生は努力したり、苦労をしないとうまくいかない」といったネガティブなものもあります。

よく心理学では、「人生や生き方のシナリオ」を持っていると言われますが、そのシナリオのほとんどは思考パターンによって書かれているのです。

しかし、私たちに起こる出来事や経験の原因を、これまでの人生の中で植えつけられてきた思考パターンだと考える人はほとんどいません。


実際にネガティブな感情を消すことができても、その感情から
「自分自身がどういう思考パターンになっているのか？」

「その思考パターンをどう書き換えればよいのか？」

ということがよくわからないというのが事実でしょうし、これまではその部分でほとんどの人がつまづいてしまっていたのです。

そこでその問題をこれまでにはない短時間で全てクリアにするのが、ビジネスＥＦＴテクニックの最大の特徴である「エモーショナル・デザイン・シート」です。

このシートをあなたが使うことによって、たった1分であなたの問題のほとんどがクリアになっていくはずです。

「エモーショナル・デザイン・シート」で大きな効果をあげる

現在、あなたの中にある「人生や生き方のシナリオ」は「あなたが成功する思考パターン」がベースとなって描かれているでしょうか？

それとも、「あなたが成功できないかもしれない思考パターン」がベースになっているでしょうか？

多くの人は、「他人のことはよくわかるが、自分のことになるとよくわからない」とおっしゃいます。

ここでは、自分の思考パターンが今すぐわからなくても大丈夫です。

なぜなら、これからお伝えする「エモーショナル・デザイン・シート」が、その答えを全て明確にしてくれるからです。

「エモーショナル・デザイン・シート」のすばらしい点は、記入していくだけで次の２つのことが同時に行なえることです。

①シートに記入していくことで、ＥＦＴテクニックで重要な「セットアップフレーズ」が、自分自身に最も効果が出る内容で勝手にできあがる
②自分自身の思考パターンに簡単に気づくことで、さらにそれをＥＦＴテクニックで書き換えていくことが可能になる

過去の記憶によって創り上げられてきたさまざまなネガティブな思考パターンは、あなたの成功や夢や目標の実現においても先延ばしを引き起こしたり、間違った選択をさせるなどの原因となっている可能性があります。さらにそれらは、時間の経過とともに思考パターンが強化・習慣化され、ますます修正が厄介なものになります。

このシートは、あなたの人生のシナリオがきちんと成功へとつながっているかを明確に教えてくれるとともに、もしそれがつながっていなければあなたを成功への正しい道へと導いてくれるものとなるでしょう。

これまで、あなたが自分自身の思考パターンに目を向けたことがあるかどうかはわかりませんが、今ここでそれに目を向けてみることは非常に重要です。普段認識したり理解することにほとんど目を向けないのにもかかわらず、実際には思考パターンの影響力は非常に大きく強いものなのです。

6. あなたが成功するための考え方に書き換えるとどうなりますか？

7.ＥＦＴテクニックを活用するためのセットアップフレーズはどうなりますか？

ネガティブな部分

＋　BUT（でも、しかし）

思考の書き換えのポジティブな部分

8.ＥＦＴテクニックでタッピングするときに用いる言葉は何ですか？（複数OK）

9.ＥＦＴテクニックを行ない、ネガティブな感覚や感情の大きさの変化は？

変化がない場合にはセットアップフレーズをもっと具体的に変更してみる

10.ＥＦＴテクニックの最中に他の感情や他のイメージが現れませんでしたか？

Emotional Design Sheet

年　月　日

1. 気になっていることや問題となっている事をできる限り具体的に記入してください

2. それを思い出すとどんなネガティブな感情を感じますか？　それはどれくらいの大きさですか？

3. そう感じたり、考えたりした根拠は何ですか？

4. その考え方のままで今後うまくいく確率は何%くらいありますか？

その考え方のままで私が今後うまくいく確率は［　　］%くらいだと思う

5. そこにはどういった望まない思考パターン（プログラミング）がありますか？

10個のよくある思考パターン例

1.「完璧思考」
2.「失敗への恐怖や不安」
3.「周囲の評価やアドバイスを最も優先」
4.「コントロール不能なものに意識を向ける」
5.「視野が狭くネガティブな捉え方」
6.「根拠のない結論づけ」
7.「無意識では変化を望んでいない」
8.「考えや行動が偏りすぎている」
9.「すべき思考」
10.「面倒くさい」

先にも述べましたが、あなたの行動や考えの97％は「無意識」にコントロールされています。

その無意識の大半は、「過去の記憶の影響で創り上げられた思考パターン」で考えたり行動しているため、思考パターンが非常に大きな影響力を持つのです。

あなたがどう考え、そしてどう行動するかのほとんどは、あなたには理解できていない思考パターンが決定し、それに対してあなたは自分の行動や考えを3％しか意識的に支配できないのです。

どんなにすばらしい知識や能力を持っていたとしても、あなたの中にある「人生や生き方のシナリオ」が「あなたが成功する思考パターン」をベースとして描かれていない限り、どんなに頑張っても思うような結果はついてきません。

しかし、この「エモーショナル・デザイン・シート」を使うことによって、自分の中にあるネガティブな思考パターンを、成功へと導くものに書き換えることができ、それによってあなたは望む状況をどんどん引き寄せることができるようになるはずです。

「夢・目標実現シート」で問題を明確にする

「エモーショナル・デザイン・シート」を使っていく前に、まずあなた自身にとって「成功することや、夢や目標の実現に対して、気になっていることや問題となっていることは何か？」を明確にしていく必要があります。

そこで「**夢・目標実現シート**」（121ページを参照）に記入していってください。

「エモーショナル・デザイン・シート」の効果を最大限に発揮するために、今のあなたが成功することや夢、目標の実現に対して何か気になっていること、問題となっていることに具体的にフォーカスしていきます。

どんな些細なことでも結構ですので、何かネガティブな感覚になるときに思い出される出来事やイメージをどんどんあげていくことが重要です。

今ここであなたの頭の中で思いつくままに、思い浮かんだものを単語やキーワードだけでもいいので、自由に書き出してみます。

もちろん、成功や夢や目標の実現と言っても、ビジネスや仕事上のことだけとは限りません。人間関係やプライベートでうまくいっていないことや問題になっていることも、あなたの過去の記憶によって創り上げられた思考パターンの影響でその状況が引き起こされているはずです。そしてそれは、あなたの成功や夢や目標の実現に対しても大きく関係していることは明らかです。

まずは、ビジネスやプライベートなどの分野には関係なく、内容よりも数を出すことを意識してみてください。その際、たとえば次のような質問を自分自身に投げかけてみることも効果的です。


「ここ最近で、先延ばしをしたり、途中で継続をあきらめてしまったことは何だろう?」

「今までの人生の中で、今思い出せる失敗してしまったと感じられる出来事は何だろう?」

「今までの人生の中で、今思い出せる後悔している出来事は何だろう?」

「その言葉を聞くと、何か嫌な感覚やネガティブな感情が起こってくる言葉は何だろう?」

「思い出すだけで腹が立ってくる出来事は何だろう?」

「私が成功したり夢や目標を達成できる確率は、現在何%くらいだろうか? そして達成できない可能性があるとすれば、その根拠はどういうものだろう?」

「ここ最近で、新しいことにチャレンジしたけどうまくいかなかった出来事は何だろう?」

「今現在、うまくいっていない人間関係はあるだろうか?」

夢・目標実現シート

成功することや夢や目標の実現に対して、気になっていることや問題となっていることは何ですか？

思い浮かぶものを単語やキーワードだけでもいいので、何の制限もかけずに書き出してください

優先順位	気になっていることや問題となっていることを簡潔に書いてみる
2	今回の月間目標も達成できない気がする
4	これまで10回以上、禁煙に挑戦しているが、毎回3日ともたない
1	1年前から新規の見込み客開拓が増えていない
3	会社で上司といつもギクシャクしてしまう
5	いつもささいなことで家族と口論になる
6	学歴のないことがコンプレックスになっている

シートを活用するための参考質問

- 「ここ最近で、先延ばしをしたり、途中で継続をあきらめてしまった出来事は何だろう？」
- 「今までの人生の中で、今思い出せる失敗してしまったと感じる出来事は何だろう？」
- 「今までの人生の中で、今思い出せる後悔している出来事は何だろう？」
- 「その言葉を聞くと、何か嫌な感覚やネガティブな感情が起こってくるという言葉は何だろう？」
- 「思い出すだけで腹が立ってくるような出来事は何だろう？」
- 「私が成功したり夢や目標を達成できる確率は、現在何％くらいだろうか？　そして達成できない可能性があるとすれば、その根拠はどういうものだろう？」
- 「ここ最近で、新しいことにチャレンジしたけどうまくいかなかった出来事は何だろう？」
- 「今現在、うまくいっていない人間関係はあるだろうか？」
- 「今現在、楽しもうとしても楽しめないことはあるだろうか？」

「今現在、楽しもうとしても楽しめないことはあるだろうか?」

もちろん、無理に答える必要はありませんが、こういった質問を自分自身に投げかけていくと、人間の脳はその答えを導き出そうとするため、そのときには思い浮かばなくても、後になっていろいろなことが思い浮かんでくるでしょう。

これらの質問は1回きりで終わるのではなく、気づいたときに継続して行なうことで、あなたの成功や夢や目標の実現に対して壁となっていることがどんどん明確になっていき、短時間で変化を起こすことが可能になります。もしそれが継続できない、あるいはやる気が出ない場合でもぜひ今回の手法を用いてみてください。

まずは「夢・目標実現シート」に自由に項目を記入し、優先順位をつけます。そして優先度の高いものをひとつ抜き出し、それにまつわる過去の出来事を思い出しながら、「エモーショナル・デザイン・シート」の各質問に答えて空欄に記入していってください。

「エモーショナル・デザイン・シート」の10の質問

「エモーショナル・デザイン・シート」は、「10のステップ」から成り立っており、質問に答えて記入していくだけで、あなたが書き換えたい思考パターンが明確になります。

1．気になっていることや問題となっていることを、できるだけ具体的にしてみましょう

まずは、「夢・目標実現シート」で書き出した気になっていることや問題となっていることを、できる限り具体的に記入していきます。その際、できればネガティブな感情を感じた出来事にフォーカスしましょう。そして、５Ｗ１Ｈで、それは「誰が」「何を」「いつ」「どこで」「なぜ」「どのように」起こったのかということを記入していきます。具体的にできない場合や思い出せない場合はわかる範囲で書き出していきます。

◎例

・半年前に30名以上のお客様を前にした新製品の重要なプレゼンテーションのとき、突然頭が真っ白になり、途中で5分間ほど話すことができずに大失敗に終わり、上司にもさんざん怒鳴られた。それ以降大勢の前で話すたびに緊張するようになり、人前で話すことも避けるようになった。

2. それを思い出すとどんなネガティブな感情を感じますか？ それはどれくらいの大きさですか？

質問1で記入した内容を思い出すことで、湧いてくるネガティブな感情を10段階で評価します。

もちろん、感覚や感情はひとつではない場合もあるため、その場合はすべてを書き出していきます（最もネガティブな感情が大きい場合を「10」とします）。

ネガティブな感情の例をいくつかあげると、以下のようなものになるでしょう。

・不安　・ムカつく　・悲しい　・寂しい　・心配だ　・イライラする　・怖い　・恐怖だ
・恥ずかしい　・失望した　・憂うつだ　・もううんざりだ　・うっとおしい　・不満だ
・後悔している　・いてもたってもいられない　・傷ついた　・許せない

◎**例**

・①情けない……10
・②恐怖に感じる……8
・③ムカつく……7

3．そう感じたり、考えたりした根拠は何ですか？

質問2で感じた感覚や感情がどういった根拠や理由でそう感じたのかを記入していきます。

ここでは、「あなたはなぜそう感じたり考えたりしたのですか？」と目の前にいる人から質問されたようにイメージして、できる限り簡潔に話すように答えを記入していきます。

◎**例**

・①プレゼンテーションで頭が真っ白になるなんて、能力のない証拠だから（情けない）
・②再び人前で話すことになったら、あのときのような失敗をまた起こしてしまうかもしれない（恐怖に感じる）
・③失敗して落ち込んで十分に反省しているのに、あそこまで怒鳴らなくてもいいだろう

（ムカつく）

4．その考え方のままで、今後うまくいく確率は何％くらいありますか？

ここでは、質問3で出した考え方についてもう一度その内容を振り返ってみたとき、その考え方は、今後あなたが成功したり夢や目標を実現できるポジティブなものかどうかを評価してみます。

そして、その考え方を今後継続したり、それに基づいて行動する場合、どれくらいの確率でうまくいくかを考えて記入してください。

◎例

・10％

5．そこにはどういった望まない思考パターン（プログラミング）がありますか？

質問4の答えが100％でない場合、質問3で出した考え方についてもう一度その内容を振り返ってみて、そこには自分が望まない思考パターンがどのようなものなのかを考えてみます。

その思考パターンを見つけていくにあたっては、今からお伝えする、ネガティブな状態を起こしやすい思考パターンの10ある例のひとつとして考えてください。

ネガティブな状態を引き起こしやすい思考パターンの例

1．完璧思考

ビジネスやプライベートなどのあらゆる分野において、失敗やミスを犯すことや目標を完璧に達成できないことを悪いと考え、新しいことに挑戦することに対しても、完璧でないと最初の一歩が踏み出せない

2．失敗への恐怖や不安

過去に失敗したときに味わったような嫌な感覚や感情から無意識に逃れようとして、前進することを躊躇する

3．周囲の評価やアドバイスを最も優先する

失敗やミスを犯してしまったときの、周囲の自分に対する反応が気になってしまったり、周囲からのネガティブなアドバイスを自分の意志よりも重要なものとして受け入れてしま

う

4. コントロールできないものに意識を向けている

起こってしまった過去の出来事や他人の行動や発言、決定項目ばかりに意識を奪われ、本来コントロール可能な自分の考えや行動に意識が向かず、ネガティブな状態が継続してしまう

5. 視野が狭くネガティブな捉え方をしている

本来は、見方によってはいい部分がいろいろあるにもかかわらず、それを評価せず悪い部分ばかりに目が向けられている

6. 根拠のない結論づけ

確実な証拠や根拠が一切ないにもかかわらず、結果はネガティブなものになるといった勝手な結論づけを行なう。その結果、無意識にその通りに考えたり、行動することでそれを実現してしまう

7. 無意識では変化を望んでいない

よい方向に変化したいと考えているが、実際には無意識下では変化しないことにもメリットを感じていて変化しないことを選択している

8. 考えや行動が偏りすぎている

「こうすればうまくいく！」といった情報や、人に頼りすぎたり、期待しすぎて考えや行動が偏ってしまい、本来の優先度や生産性の高いものに意識が向けられていない

9. すべき思考

常に「～すべきだ」「～しなければいけない」と考え、できないと罪悪感を感じる。他人に対しても同じように考えるので、他人に対しても否定的になる

10. 面倒くさい

本来は、その段階を踏むことで次のステップへ前進したり、よい結果が出るにもかかわらず、考えたり行動するのが面倒に感じたり、無理だとわかっているのに必要な段階を踏まずによい結果のみが得られることを追い求めている

◎例

- ①物事はすべて完璧にやらなくてはいけないと考え、失敗やミスは絶対に許されない（完璧主義）
- ②また人前で同じ失敗をして嫌な感情を味わってしまうのではないか（失敗への恐怖や不安）
- ③上司が怒鳴ったりしなければ私は何も変わらず、今もうまくいっていたはず（コントロ

ールできないものに意識を向けている）

6. あなたが成功するための考え方に書き換えるとどうなりますか？

質問5の答えをもとに、質問3で出した考え方について、その内容を成功する考え方（思考パターン）に書き換えてみてください。

はじめはきつく感じるときもありますが、まずはいったん受け入れることで状況は変化していくはずです。

◎例

- ①失敗かどうかを決めるのは自分次第。失敗を恐れていては新しいことに挑戦できないので、失敗を恐れずどんどん積極的に新しいことに挑戦していく
- ②一生懸命に頑張っても成果が出ないときもある。しかしそれは、すべて自分の成長に意味のあることで無駄ではない。プロセスと結果のバランスを常に考えながら活動していく
- ③人生において、注意してくれたり指導してくれる人がいることは自分にとって大きなプラスとなる

7．ＥＦＴテクニックを活用するためのセットアップフレーズはどうなりますか？

ここでは、ＥＦＴテクニックを使って過去の記憶のネガティブな感情を消し去るとともに、成功する思考パターンへと書き換えていきます。

そこで、ＥＦＴテクニックで最も重要となるセットアップフレーズを作りますが、改めて考える必要は一切ありません。

これまでの質問で、セットアップフレーズはすでにできあがっています。

セットアップフレーズのネガティブなフレーズの部分は質問１の回答になるし、ポジティブなフレーズの部分は質問６の回答になります。

ただし注意すべき点は、ＥＦＴテクニックを用いる際、消したいネガティブな感情はひとつずつ消していき、それが消えたら次に別の感覚や感情を扱うことです。

たとえば今回の場合、「情けない」「恐怖に感じる」「ムカつく」といった複数の感情がありますが、まずは「情けない」というものをひとつだけ扱います。

その場合のセットアップフレーズは、質問１と質問２の「①情けない」という考え方に対しての成功する思考の書き換え（質問６の①）をそのまま用いて、

「〝半年前に、30名以上のお客様を前にした新製品の重要なプレゼンテーションのとき、突然頭が真っ白になり、途中で5分間ほど話すことができずに大失敗に終わり、上司にもさんざん怒鳴られた。それ以降、大勢の前で話すたびに緊張するようになり、人前で話すことを避けるようになった〟（質問1と質問2の①）

でも、

〝失敗かどうかを決めるのは自分次第。失敗を恐れていては、新しいことに挑戦できないので失敗を恐れず、どんどん積極的に新しいことに挑戦していく〟（質問6の①）」

といったものになります。

これを繰り返し行ない、「①情けない」という感情が「0」か「1」程度になったら、今度は他の感情をひとつ選択します。

次に「②恐怖に感じる」という感情を扱って消していくとすれば、質問1と質問2の②「恐怖に感じる」という考え方に対する成功思考の書き換えをそのまま用いて、

「〝半年前に、30名以上のお客様を前にした新製品の重要なプレゼンテーションのときに、突然頭が真っ白になり、途中で5分間ほど話すことができずに大失敗に終わり、上司にもさんざん怒鳴られた。それ以降、大勢の前で話す度に緊張するようになり人前で話すことを避

けるようになった〟(質問1と質問2の②)

でも、

〝一生懸命に頑張っても成果が出ないときもある。しかし、それはすべて自分の成長に意味のあることで無駄ではない。プロセスと結果のバランスを常に考えながら活動していく〟(質問6の②)」

といったセットアップフレーズになります。

同じように、最後の「③ムカつく」という感覚や感情に対しても、「質問2の〝③ムカつく〟という考え方に対する成功思考の書き換え(質問6の③)」をそのまま用いて、セットアップフレーズを作ります。

8．ＥＦＴテクニックでタッピングするときに用いる言葉は何ですか？

ＥＦＴテクニックでタッピングするときにそれぞれの箇所で声に出す言葉を考えます。言葉は、ネガティブなものとポジティブなものをそれぞれ考えます。言葉の数は少なくても多くてもかまいませんが、ネガティブな言葉は、できる限りそのときの感覚や感情と出来事が鮮明になるような言葉を記入してください。

◎例

・ネガティブなもの……情けない　恐怖に感じる　ムカつく　大失敗をした　怒鳴られた　緊張する　頭が真っ白になった

・ポジティブなもの……どんどん挑戦する　すべて意味がある　積極的に行動する　前進する　受け入れる　感謝する

9．EFTテクニックを行ない、ネガティブな感情の大きさはどれくらい変化しましたか？

実際に質問7のセットアップフレーズと、質問8のタッピング時の言葉を使ってEFTテクニックを実践していきます。

そして、全ての感覚や感情に対して感情の大きさがどうなったかを確認して記入していきます。

◎例

・①情けない……0

- ②恐怖に感じる……0
- ③ムカつく……0

10．ＥＦＴテクニックの最中に別の感情が現われたり、他のイメージが現われませんでしたか？

ＥＦＴテクニックでは、行なっている最中に他のイメージが脳裏に現われたり、別の感情が湧き起こってくることがあります。それは悪いことではなく、関連した場面のイメージや感情が現われれば、それらも私たちの人生のシナリオには影響している可能性が高く、それについてもＥＦＴテクニックを用いてネガティブな感情を消し去ったり、自分の思考パターンを知って書き換えるよいチャンスとなります。

そこで、質問９でＥＦＴテクニックを用いているときに、何か別のイメージが脳裏に現われたり、他の感情が現われた場合はここに記入して、それに対してもこのシートを用いてＥＦＴテクニックを行なってください。あなたは短時間で変化していくことでしょう。

◎**例**

・2年前の社内プレゼンテーションで、部署の人を前に説明しているときに同じように失敗したことを急に思い出した

いかがでしょうか？

ここまでの10個の質問に答えていくだけです。難しく考える必要は一切ありませんし、あなたの思いつくままに自由に質問に答えて書き出してみてください。

たった10個の質問であなたの思考パターンが明確になり、さらにはＥＦＴテクニックで最も重要となる「セットアップフレーズ」も、あなたに一番ピッタリで効果があがる内容が作れます。

この「エモーショナル・デザイン・シート」を用いてＥＦＴテクニックを行なうだけで、今までは考えられないような短時間で問題解決ができるようになるのです。

ぜひ今すぐこのシートを活用してみてください。

さらにこの「エモーショナル・デザイン・シート」を理解し、効果を高めてもらうために、次の章では実際にシートを活用した多くの方々の具体的な事例をご紹介します。

7章

「エモーショナル・デザイン・シート」を使って大きく変化した人たち

事例❶

テレアポやクロージングの恐怖から解放され、トップセールスマンとなった山田さん

山田孝明さん（仮名）は、引き抜きによって入社した外資系の保険会社の営業として、成果報酬で働いていましたが、入社1年後あたりから、それまで優秀だった成績がなぜかどんどん落ち込んでいってしまいました。山田さんは、ロールプレイングを繰り返し行なったり、いろいろなセミナーに出て知識を習得したりとさまざまな努力をしましたが、それでも以前のような高い成績をあげることはできなかったそうです。

最初はモチベーションが高かったのに、次第に「断られることに対する恐怖」というものが湧いてきて、それがその人の行動を止めてしまい、思うような成績が残せないといったビジネスマンのケースは非常に多く見受けられます。

そういった原因に気づかずに売れない原因をスキルやテクニックに求める場合も少なくありませんが、それで成績があがることはほとんどありません。

山田さんも「お客様に断りを受けるのではないか」といった不安や恐れが常にどこかにあるために自信がなくなり、行動がどんどん先延ばしになっていることがわかってきました。

そこで、「数カ月前に必ず契約すると言っていたお客様から、よい関係を築いていたにもかかわらず、突然、冷たく断られてしまった。そのことが今でもショックに感じている」というひとつの出来事に対し、「エモーショナル・デザイン・シート」を用い、お客様に断られるというネガティブな感情を解消し、思考パターンを書き換えました。

ロールプレイング等を行なっても何の変化もなかった山田さんですが、現在ではどんどん入社時のような行動を起こし、1年以上の間、支社の成績トップを維持しています。「お客様からの断り」を受けることは今でももちろんありますが、それによってネガティブな記憶を創り上げることは一切なくなったのです。

6. あなたが成功するための考え方に書き換えるとどうなりますか？

①相手にもいろいろな理由があるのだから、どんなに頑張っても最後の最後で断られることもある。でもそこから学べることはたくさんあるはずだし、次につながっていくはず
②うまくいっている人の方がものすごい数の断りを受けてきているのも事実。ひとつの契約に執着しすぎず、絶えず新しいお客様を見つけていこう
③今の仕事で断りを一切なくすことは不可能。まずはお客様の期待に応えられるよう今できることをどんどんやっていく

7.EFTテクニックを活用するためのセットアップフレーズはどうなりますか？

ネガティブな部分

5月ごろから7回くらいご自宅に商談に伺って、十分な信頼を築き上げてきた立川さん夫妻に約束を頂いていたにもかかわらず、急に前日になって奥様から電話があり、冷たい感じで「あの保険の話はいったんなかったことにしてほしい」と断られ、それ以来自信をなくして他のお客様でもクロージングをすることやTELアポイントをするのが嫌になってしまっている。

＋　BUT（でも、しかし）

思考の書き換えのポジティブな部分

①相手にもいろいろな理由があるのだから、どんなに頑張っても最後の最後で断られることもある。でもそこから学べることはたくさんあるはずだし次につながっていくはず
②うまくいっている人の方がものすごい数の断りを受けてきているのも事実。ひとつの契約に執着しすぎず、絶えず新しいお客様を見つけていこう
③今の仕事で断りを一切なくすことは不可能。まずはお客様の期待に応えられるよう今できることをどんどんやっていく

8.EFTテクニックでタッピングするときに用いる言葉は何ですか？（複数OK）

•悲しい　•裏切られた感じ　•冷たかった •ムカつく　•怖い　•また断られるかも •TELアポが嫌だ　•クロージングが嫌だ	•受け入れる　•行動する　•学びがある •できることをやれば良い　•前進しよう •どんどんうまくいく　•全て意味がある

9.EFTテクニックを行ない、ネガティブな感覚や感情の大きさの変化は？

①裏切られたようで悲しい……0　②ムカつく……0　③断られるのが怖い……1

変化がない場合にはセットアップフレーズをもっと具体的に変更してみる

10.EFTテクニックの最中に他の感情や他のイメージが現れませんでしたか？

• 以前に同じように田中さん夫妻に断られたときのイメージが現れた
• 紹介されて電話したにも関わらず「忙しいのに電話してくるな！」と怒鳴られたときのイメージが現れた

Emotional Design Sheet

20×× 年 × 月 × 日

1. 気になっていることや問題となっている事をできる限り具体的に記入してください

5月ごろから7回くらいご自宅に商談に伺って、十分な信頼を築き上げてきた立川さん夫妻との話し合いでこちらが提案した保険の内容で大変満足してもらった。最終的には7月20日に4人のご家族全員の分の保険を契約する約束をいただいていたにもかかわらず、急に前日になって奥様から電話があり、冷たい感じで 「あの保険の話はいったんなかったことにしてほしい」と断られてしまった。理由を聞いてもあやふやな返事しかしてくれず、それ以来自信をなくして他のお客様でもクロージングをすることやTELアポイントをするのが嫌になってしまっている。

2. それを思い出すとどんなネガティブな感情を感じますか？ それはどれくらいの大きさですか？

①裏切られたようで悲しい……9　②ムカつく……9　③断られるのが怖い……8

3. そう感じたり、考えたりした根拠は何ですか？

①何回も通って商談をして信頼関係を築いたはずなのに、それでも断られた
②約束もして準備していたのに、いきなり冷たい感じで理由も言わず断るなんて
③あれだけ確実に約束していても、結局は他のお客様でも同じことが起こるのでは

4. その考え方のままで今後うまくいく確率は何%くらいありますか？

その考え方のままで私が今後うまくいく確率は 5 %くらいだと思う

5. そこにはどういった望まない思考パターン（プログラミング）がありますか？

①あれだけこちらが頑張ったのだから相手もそれに応えるのは当然だ（すべき思考）
②あのとき契約できていれば私は今でも全てはうまくいっていたはずだった
（コントロール不能なものに意識を向けすぎている）
③こちらがどんなに頑張っても結局はまた同じような断りが続いてしまうだろう（根拠のない結論づけ）

10個のよくある思考パターン例

1. 「完璧思考」
2. 「失敗への恐怖や不安」
3. 「周囲の評価やアドバイスを最も優先」
4. 「コントロール不能なものに意識を向ける」
5. 「視野が狭くネガティブな捉え方」
6. 「根拠のない結論づけ」
7. 「無意識では変化を望んでいない」
8. 「考えや行動が偏りすぎている」
9. 「すべき思考」
10. 「面倒くさい」

事例❷

好きなことを仕事にし、短期間で独立を果たした鵜川さん

鵜川武さん（仮名）はある大企業に勤務していましたが、以前から強い独立願望を持っていました。しかし、実際には自分自身が本当にやりたいことがわかりませんでした。

そこでこれまで、休みを返上して起業セミナー等に何十回も参加し、中には相当な高額セミナーもあったそうです。

たしかに、高額セミナーは期待以上の内容で、これまでにないくらいのモチベーションが湧いてきました。しかし、日常生活に戻るとすぐにモチベーションは下がってしまい、結局はそれだけお金をかけてみても何の変化も起こりませんでした。

「独立をして成功したい」と思っていても、本当にやりたいことが明確でなかったり、周囲の反対によって先延ばしにしている人も少なくないでしょう。あるいは自分を責めたり、焦る気持ちもマイナスの方向に向かってしまう原因になっているかもしれません。

鵜川さんの場合、「高額セミナーに出ても変化がなかった」という具体的な出来事に対して、「エモーショナル・デザイン・シート」を活用していきました。

同時に独立の壁になっていたものは全て自分自身の思い込みに原因があることに鵜川さんは気づいたのです。

鵜川さんはその3カ月後に会社を辞め、最初の一歩を踏み出し始めました。さらに、以前参加したセミナーでの出会いをきっかけにビジネスのパートナーも見つかり、大好きなパソコンに関する事業を立ち上げ、現在サラリーマンのときの3倍の収入を得て大成功しています。

6. あなたが成功するための考え方に書き換えるとどうなりますか?

①今までにかけた時間とお金で知識や人脈など得られたものもたくさんある。
そういったものは今後にどんどん役立つはずだしムダではない
②まずは何でもいいので、今できることを毎日少しずつでもやってみよう。
そこから本当にやりたいことが明確になっていくはず

7.EFTテクニックを活用するためのセットアップフレーズはどうなりますか?

ネガティブな部分

これまでに何回もセミナーに出たが、それでもやりたいことが明確にならずあきらめていたときに、これまでにない感じのあるセミナーが目に留まった。
非常に高額だったが2週間前にそのセミナーに出てみたが結局は他と同じような内容のセミナーで全く役に立たなかった。

＋　BUT(でも、しかし)

思考の書き換えのポジティブな部分

①今までにかけた時間とお金で知識や人脈など得られたものもたくさんある。
そういったものは今後にどんどん役立つはずだし、ムダではない
②まずは何でもいいので、今できることを毎日少しずつでもやってみよう。
そこから本当にやりたいことが明確になっていくはず

8.EFTテクニックでタッピングするときに用いる言葉は何ですか? (複数OK)

•わからない　•情けない　•イライラする •何回もセミナーに出た　•時間をムダにした •お金もムダにした　•結局見えてこない	•知識を得た　•人脈も得た　•意味があった •少しずつでいい　•できることをやる •どんどん明確になる　•楽しくなっていく

9.EFTテクニックを行ない、ネガティブな感覚や感情の大きさの変化は?

①自分が情けない……0　②明確にならず動き出していないことにイライラする……0

変化がない場合にはセットアップフレーズをもっと具体的に変更してみる

10.EFTテクニックの最中に他の感情や他のイメージが現れませんでしたか?

• 以前に新しいことに挑戦したときに失敗したイメージが現れた
• 友人に相談したときに「とにかくやればいいんだ」と言われムカついた出来事のイメージが現れた

Emotional Design Sheet

20×× 年 × 月 × 日

1. 気になっていることや問題となっている事をできる限り具体的に記入してください

これまでに何回もセミナーに出たが、それでもやりたいことが明確にならず、あきらめていたときにこれまでにない感じのあるセミナーが目に留まった。

非常に高額だったが、2週間前にそのセミナーに出てみた。しかし、結局は他と同じような内容のセミナーで全く役に立たなかった。

2. それを思い出すとどんなネガティブな感情を感じますか？　それはどれくらいの大きさですか？

①自分が情けない……9　②明確にならず動き出していないことにイライラする……9

3. そう感じたり、考えたりした根拠は何ですか？

①何回も時間や高額なお金を使ってセミナーに通ったにもかかわらず、いまだに自分のやりたいことが全く明確にならない
②自分より若い人たちが自分のやりたいことを見つけて楽しそうになっているのを見ると、まだ何もやっていない自分がものすごく腹立たしい

4. その考え方のままで今後うまくいく確率は何%くらいありますか？

その考え方のままで私が今後うまくいく確率は 10 %くらいだと思う

5. そこにはどういった望まない思考パターン（プログラミング）がありますか？

①これだけ時間とお金をかけたのだから明確にならないのはおかしい（すべき思考）
②やりたいことが明確にならないと何も行動できない（完璧思考・失敗への恐怖や不安）

10個のよくある思考パターン例

1.「完璧思考」
2.「失敗への恐怖や不安」
3.「周囲の評価やアドバイスを最も優先」
4.「コントロール不能なものに意識を向ける」
5.「視野が狭くネガティブな捉え方」
6.「根拠のない結論づけ」
7.「無意識では変化を望んでいない」
8.「考えや行動が偏りすぎている」
9.「すべき思考」
10.「面倒くさい」

事例❸

2年間休まずブログを書き続け、700人以上の見込み客を集客した秋山さん

独立して間もない秋山光平さん（仮名）は、ブログを立ち上げ、自分のホームページに誘導することで新しい見込み客を増やしていこうと考えていました。

秋山さんは「今日から1年間ブログを毎日更新し続ける」と家族や友人に宣言し、順調に記事を更新していました。

ところが、3週間くらい経つと書くことがだんだん辛くなり、結局、1カ月も継続できないままブログの更新をやめてしまったのです。

当然、秋山さんは独立したにもかかわらず収入が得られなくなり、どんどん追い詰められていきました。

「絶対にやる！」と決めたことが時間の経過と共にその意気込みが薄れ、途中であきらめてしまったり、やめてしまったという経験をしたことがある人は少なくないと思います。

「いつもなぜか途中であきらめてしまう」「物事を継続できない」という人は、まず継続を

邪魔する思考パターンを書き換えることから始めましょう。

秋山さんの場合、まずは「ブログを1年間続けると宣言したにもかかわらず、1カ月しか継続できなかった」という出来事に対して「エモーショナル・デザイン・シート」を用いて、継続できない自分自身に対するネガティブな気持ちと思考パターンを解消しました。

その後、秋山さんはブログを再開し、まずは1カ月だけ続けようという簡単な目標を立てて更新していきました。

すると、以前では考えられなかったくらい無理なく1カ月継続することができたのです。

現在では、2年間ほぼ毎日休まずにブログを更新し、これまでに700名以上の新しい見込み客を集めることができたそうです。

6. あなたが成功するための考え方に書き換えるとどうなりますか？

①メルマガもブログも始めるという「最初の一歩」は踏み出せている。
　文面も完璧を求めず自分らしく書いて、まずは続けることを意識してみよう
②他人の評価も大事だが、まずは自分のできている部分を正しく認めよう。
　そして再度ブログを書く目的をしっかりと再確認して、できるところから始めてみよう

7.EFTテクニックを活用するためのセットアップフレーズはどうなりますか？

ネガティブな部分

半年前に「今日から1年間毎日ブログを更新し続けて集客につなげます」と宣言したにもかかわらず、始めてから3週間目くらいからやる気が起きなくなり、結局1カ月も継続できずに終わってしまい、集客も全くうまくいかなかった。
周りからもいろいろ言われ、笑われてしまった。

＋　BUT（でも、しかし）

思考の書き換えのポジティブな部分

①メルマガもブログも始めるという「最初の一歩」は踏み出せている。
　文面も完璧を求めず自分らしく書いて、まずは続けることを意識してみよう
②他人の評価も大事だが、まずは自分のできている部分を正しく認めよう。
　そして再度ブログを書く目的をしっかりと再確認して、できるところから始めてみよう

8.EFTテクニックでタッピングするときに用いる言葉は何ですか？（複数OK）

・継続できない　・情けない　・笑われた ・悲しい　・やる気がなぜか出なくなる ・うまくいかない　・また途中でやめるかも	・自分らしく書けばいい　・自分を認める ・続けることに集中　・目的が明確になる ・続けることができる　・面白くなる

9.EFTテクニックを行ない、ネガティブな感覚や感情の大きさの変化は？

①いつも同じ感じで情けない……0　　②周りからも笑われて悲しい……1

変化がない場合にはセットアップフレーズをもっと具体的に変更してみる

10.EFTテクニックの最中に他の感情や他のイメージが現れませんでしたか？

・以前にメールマガジンを途中でやめてしまい、友人にいろいろ言われたイメージが現れた
・以前に起業家コンテストで審査員に散々言われて悪い評価を受けたイメージが現れた

Emotional Design Sheet

20×× 年 × 月 × 日

1. 気になっていることや問題となっている事をできる限り具体的に記入してください

半年前に、「今日から1年間毎日ブログを更新し続けて集客につなげます」

と宣言したにもかかわらず、始めてから3週間目くらいからやる気が起きなくなり、結局1カ月も継続できずに終わってしまい、集客も全くうまくいかなかった。

周りからもいろいろ言われ、笑われてしまった。

2. それを思い出すとどんなネガティブな感情を感じますか？ それはどれくらいの大きさですか？

①いつも同じ感じで情けない……9　②周りからも笑われて悲しい……9

3. そう感じたり、考えたりした根拠は何ですか？

①これまでもメールマガジンなどで大きな結果を残そうと挑戦してきたが、その全てが途中であきらめたりやる気が出ずにやめてしまっている
②周りの友人たちの自分に対する評価をあげようとしたにもかかわらず、逆に自分への評価が下がってしまった

4. その考え方のままで今後うまくいく確率は何%くらいありますか？

その考え方のままで私が今後うまくいく確率は 0 %くらいだと思う

5. そこにはどういった望まない思考パターン（プログラミング）がありますか？

①実行することは全て大きな結果を出さなくてはいけない
（完璧主義・すべき思考）
②周囲の評価をあげることが最も重要なこと
（周囲の評価を最も優先）

10個のよくある思考パターン例

1.「完璧思考」
2.「失敗への恐怖や不安」
3.「周囲の評価やアドバイスを最も優先」
4.「コントロール不能なものに意識を向ける」
5.「視野が狭くネガティブな捉え方」
6.「根拠のない結論づけ」
7.「無意識では変化を望んでいない」
8.「考えや行動が偏りすぎている」
9.「すべき思考」
10.「面倒くさい」

事例❹

短期間で新事業の立ち上げに成功し、売上が7倍アップした牛山さん

牛山繁治さん（仮名）は中小企業の経営者です。ここ最近の不況で、自社で販売している製品の売上が伸びず悩んでいました。

そんなとき、信頼のおける知り合いから「うちで開発した商品を牛山さんのところで売ってもらえないか？」という相談がありました。それは今までにない大きな売上が期待できる商品だったので、牛山社長はすぐに快諾したそうです。

従業員たちの期待も高かった新事業計画でしたが、牛山社長はなぜか先延ばしにしてしまい、会社の経営は苦しくなる一方でした。

牛山社長は、「新規の事業をやれば必ずよくなるとわかっているのに、なぜかやる気が湧かなくて……」となかなか着手できない原因もわからず、深刻に悩んでいました。

この事例は会社の事業に関してですが、「重要だとわかっているにもかかわらず、なぜか先延ばししてしまう」ということはいろいろな場面でよくあるでしょう。

そこで牛山さんの場合は、「事業の先延ばしをしてしまっている」という具体的な出来事に対して「エモーショナル・デザイン・シート」を用いました。

すると、以前、知り合いと新しい事業を始めたとき、必ずうまくいくと思っていたのに大失敗をして、借金を全て背負わされたことが思い出されたのです。その過去の出来事が、また新しい事業を立ち上げてもうまくいかないのではないかといった不安や恐怖を生み出していることがわかりました。

こうして「エモーショナル・デザイン・シート」で牛山社長の行動を妨げていた思考パターンを書き換え、間もなく牛山社長は勇気をもって新規事業の立ち上げを行ないました。

その結果、前月比7倍の売上にまで到達することができ、現在は商品販売数を増やし、新事業をどんどん大きくしていっています。

6. あなたが成功するための考え方に書き換えるとどうなりますか？

①今回の新規事業は信頼できる人からもらった大きなチャンス。以前の失敗で学んだことで今回はしっかりと実行できる。まずはできることを実行していく
②以前は準備もなしに実行してしまった。でも今回はしっかりと準備してスタッフも万全の体制で臨んでくれるので、自分もスタッフも信じてやってみよう

7.ＥＦＴテクニックを活用するためのセットアップフレーズはどうなりますか？

ネガティブな部分

信頼のおける人からとても魅力的な商品の販売依頼があり、これまで10回以上の打ち合わせを時間をかけて行なった。
本来なら３カ月前に商品を販売して大きな売上をあげているはずなのに、なぜか先延ばしししてしまっていてどんどん経営も苦しくなっていっている。

＋　BUT（でも、しかし）

思考の書き換えのポジティブな部分

①今回の新規事業は信頼できる人からもらった大きなチャンス。以前の失敗で学んだことで今回はしっかりと実行できる。まずはできることを実行していく
②以前は準備もなしに実行してしまった。でも今回はしっかりと準備してスタッフも万全の体制で臨んでくれるので、自分もスタッフも信じてやってみよう

8.ＥＦＴテクニックでタッピングするときに用いる言葉は何ですか？（複数ＯＫ）

•怖い　•情けない　•また同じ失敗をしてしまう •信じられない　•行動できない　•決断できない •嫌な思いがある　•先延ばししている	•大きなチャンス　•今回は違う •準備も万全　•自分を信じる •スタッフも信じる　•結果はついてくる

9.ＥＦＴテクニックを行ない、ネガティブな感覚や感情の大きさの変化は？

①新しい事業を行なうことが怖い……０　　②先延ばししている自分が情けない……０

変化がない場合にはセットアップフレーズをもっと具体的に変更してみる

10.ＥＦＴテクニックの最中に他の感情や他のイメージが現れませんでしたか？

•以前に共同事業で失敗をしたときに借金の話をしている嫌なイメージが現れた
•以前に失敗したときにスタッフの信頼を失ったのではないかという嫌な感覚が突然現れた

Emotional Design Sheet

2008 年 6 月 4 日

1. 気になっていることや問題となっている事をできる限り具体的に記入してください

信頼のおける人からとても魅力的な商品の販売依頼があり、これまで10回以上の打ち合わせを時間をかけて行なった。
本来なら３カ月前に商品を販売して大きな売上をあげているはずなのに、なぜか先延ばしししてしまっていてどんどん経営も苦しくなっていっている。

2. それを思い出すとどんなネガティブな感情を感じますか？　それはどれくらいの大きさですか？

①新しい事業を行なうことが怖い……１０　②先延ばししている自分が情けない……7

3. そう感じたり、考えたりした根拠は何ですか？

①以前に共同で行なった事業で、必ずうまくいくはずだったのに大失敗をして、結局共同パートナーが言い逃れをしたためにこちらが大きな借金を背負うことになった
②頭では実行することが大事だとわかっているのに、なぜか行動できず、会社の資金がどんどんなくなっていっている

4. その考え方のままで今後うまくいく確率は何%くらいありますか？

その考え方のままで私が今後うまくいく確率は　0　%くらいだと思う

5. そこにはどういった望まない思考パターン（プログラミング）がありますか？

①新しい事業を行なうとまた失敗してしまうのではないか
（根拠のない結論づけ）
②失敗してしまった時にまた以前と同じような嫌な感覚を味わいたくない
（失敗への恐怖や不安）

１０個のよくある思考パターン例

1.「完璧思考」
2.「失敗への恐怖や不安」
3.「周囲の評価やアドバイスを最も優先」
4.「コントロール不能なものに意識を向ける」
5.「視野が狭くネガティブな捉え方」
6.「根拠のない結論づけ」
7.「無意識では変化を望んでいない」
8.「考えや行動が偏りすぎている」
9.「すべき思考」
10.「面倒くさい」

事例❺

短期間でマーケティングの仕組みを構築して売上が13倍になった松本さん

松本良和さん（仮名）は起業して1年目で思うような結果が出ず、悩んでいました。

そんな折、知り合いの社長からセミナーを勧められたのですが、受講費用が100万円以上するものでした。信頼のおける社長さんから言われたこともあり、受講費の一部を借金して参加することにしました。

セミナーの内容はすばらしく、

「借金をしてまで受講した甲斐があった」

と受講後はこれまでにないくらいモチベーションもどんどん高まりました。

ところが、いざそこで学んだノウハウやスキルを自分で実行しようとすると、違和感を感じてやる気が出ず、結局は時間の経過とともにモチベーションもどんどん下がってしまい、何も実行できないまま、ますます悩みが多くなってしまいました。

そこで松本さんの「セミナー後の行動を起こせない」という具体的な出来事に対して、

「エモーショナル・デザイン・シート」を用いたところ、行動できない自分自身に対してネガティブ感情があり、「物事を完璧でないと始められない」完璧思考があることに気づき、行動を起こすことを邪魔している思考パターンを書き換えていきました。

すると、以前はなかなか手がつけられなかったことにもどんどん挑戦できるようになり、借金をしてまで出席したセミナーで学んだことを実践していきました。

そして短時間で集客の仕組みを構築し、ある月は独立した当時の月の約13倍の売上を達成できたそうです。

現在も継続して大きな成果を出し続けるとともに、ビジネスでの成功者ともたくさんの人脈を築いていっています。

6. あなたが成功するための考え方に書き換えるとどうなりますか？

①今までたくさんのセミナーに参加して知識を学んできたので後は実行するだけ。
まずは自分ができる範囲を実行していけば、またいろいろなものが見えてくるはず
②新しいことに挑戦するのは誰でも勇気がいること。これだけのすばらしいセミナーに参加できて多くのノウハウを学んだのだから、そのノウハウをひとつずつ実行していけば大きな結果が待っているはず

7.EFTテクニックを活用するためのセットアップフレーズはどうなりますか？

ネガティブな部分

見込み客を集客するために1カ月前に借金までしてトータル100万円以上かけてセミナーに参加した。
すばらしいノウハウがあり、そのときは「よし！これで絶対にうまくいく」と思いワクワクしていたのに、結局1カ月経った今も何も実行せずに時間だけが過ぎていってしまっている。

＋　BUT（でも、しかし）

思考の書き換えのポジティブな部分

①今までたくさんのセミナーに参加して知識を学んできたので後は実行するだけ。
まずは自分ができる範囲を実行していけば、またいろいろなものが見えてくるはず
②新しいことに挑戦するのは誰でも勇気がいること。これだけのすばらしいセミナーに参加できて多くのノウハウを学んだのだから、そのノウハウをひとつずつ実行していけば大きな結果が待っているはず

8.EFTテクニックでタッピングするときに用いる言葉は何ですか？（複数OK）

•実行できない　•情けない　•以前と同じ •借金までした　•何もしていない　•怖い •1カ月も経った　•時間だけが過ぎている	•学んできた　•実行してみる　•状況が変わる •できることからやる　•知識は十分だ •ひとつずつやってみる　•大きな結果が得られる

9.EFTテクニックを行ない、ネガティブな感覚や感情の大きさの変化は？

①実行していない自分が情けない……1　　②自分に怒りが沸いてくる……0

変化がない場合にはセットアップフレーズをもっと具体的に変更してみる

10.EFTテクニックの最中に他の感情や他のイメージが現れませんでしたか？

•以前に同じように借金して参加したセミナー後に結局何もできなかった嫌なイメージが現れた
•以前にメールマガジンを発行したときに「嫌がらせのメール」が来たことがありそれを見たときの嫌な感覚が突然現れた

Emotional Design Sheet

20×× 年 × 月 × 日

1. 気になっていることや問題となっている事をできる限り具体的に記入してください

見込み客を集客するために1カ月前に借金までしてトータル100万円以上かけてセミナーに参加した。
すばらしいノウハウがあり、そのときは「よし！これで絶対にうまくいく」と思いワクワクしていたのに、結局1カ月経った今も何も実行せずに時間だけが過ぎていってしまっている。

2. それを思い出すとどんなネガティブな感情を感じますか？　それはどれくらいの大きさですか？

①実行していない自分が情けない……１０　②自分に怒りが沸いてくる……9

3. そう感じたり、考えたりした根拠は何ですか？

①１カ月前は必ず実行すると決めたのにいまだに何もしていないし、これまでも何回も同じようなことがあった
②借金をしてまで参加したのに何の結果も出ていない状況だ

4. その考え方のままで今後うまくいく確率は何%くらいありますか？

その考え方のままで私が今後うまくいく確率は　0　%くらいだと思う

5. そこにはどういった望まない思考パターン（プログラミング）がありますか？

①完璧にうまくいくという確信がない限り、始めるべきではない
（完璧主義・すべき思考）
②借金をしてまで参加したのにうまくいかなかったらむなしい
（失敗への恐怖や不安）

10個のよくある思考パターン例

1. 「完璧思考」
2. 「失敗への恐怖や不安」
3. 「周囲の評価やアドバイスを最も優先」
4. 「コントロール不能なものに意識を向ける」
5. 「視野が狭くネガティブな捉え方」
6. 「根拠のない結論づけ」
7. 「無意識では変化を望んでいない」
8. 「考えや行動が偏りすぎている」
9. 「すべき思考」
10. 「面倒くさい」

事例❻

英語の資格試験で短期間で点数がアップ、念願の海外赴任が決まった新谷さん

新谷道行さん（仮名）は大企業に勤務するサラリーマンで、入社時から海外支社での勤務を志していました。

その企業では1年に1回、海外赴任のための試験制度がありました。しかし、新谷さんは4年連続で1次試験である英語の試験で不合格となり、一度も2次試験の面接に進むことができませんでした。

ここ最近はモチベーションがあがらず集中できない時間が多くなってしまい、このままでは今年もこれまでと同じ結果になるのは明らかなことでした。

思うようにモチベーションが湧かず、その結果、何度も挫折してしまう……。英語の勉強や自己啓発、他にもさまざまな資格取得で同じような悩みを抱えている人も多いでしょう。

新谷さんには、まず現況を聞きながら、具体的に「エモーショナル・デザイン・シート」

を行ないました。

すると、これまで4回試験に落ちているという結果がモチベーションが上がらないことと大きく関係していることがわかりました。その結果が原因で、

「また今回も落ちるんじゃないだろうか……」

「また嫌な思いをしたらどうしよう……」

といった不安や自分が情けないというネガティブな感情があったため、それらをなくすとともに、モチベーション向上の邪魔をしている思考パターンを書き換えていきました。

そうするとどんどん集中力が増し、英語の勉強がはかどり始めたのです。

その結果、チャレンジ5年目で初めて1次試験に合格し、念願の面接試験まで進み、次回の海外事業部への赴任の有望な候補として現在チャンスを広げていっています。

6. あなたが成功するための考え方に書き換えるとどうなりますか？

①これまでの４年間の勉強で得られることもたくさんあった。無駄になることは一切ないのでまずは自分ができることを精一杯やっていく
②今まで４年間頑張ってきたのだから、今やめてしまって後悔することなく、もう一度目的を確認しながら、昨年以上の力を発揮できるように一歩づつ前進していこう

7.EFTテクニックを活用するためのセットアップフレーズはどうなりますか？

ネガティブな部分

入社当時から海外赴任を夢見ているが、４年連続で海外赴任のチャンスが得られる試験に英語の点数がダメで落ちてしまった。

今年も３カ月先に年に１回の試験が行なわれるのに、全くやる気が湧いてこない。

勉強をしようと図書館に行っても全く集中できない状況が続いている。

＋　BUT（でも、しかし）

思考の書き換えのポジティブな部分

①これまでの４年間の勉強で得られることもたくさんあった。無駄になることは一切ないのでまずは自分ができることを精一杯やっていく
②今まで４年間頑張ってきたのだから、今やめてしまって後悔することなく、もう一度目的を確認しながら、昨年以上の力を発揮できるように一歩づつ前進していこう

8.EFTテクニックでタッピングするときに用いる言葉は何ですか？（複数OK）

•またダメ　•４年連続で失敗した　•情けない •英語がわからない　•やる気がない •勉強したくない　•集中力が出ない　•イライラ	•いろいろ得てきた　•一歩づつ前進 •やる気がわいてくる　•集中できる •目的が明確になる　•力が発揮できる

9.EFTテクニックを行ない、ネガティブな感覚や感情の大きさの変化は？

①自分が情けない……０　　②自分にイライラする……０

変化がない場合にはセットアップフレーズをもっと具体的に変更してみる

10.EFTテクニックの最中に他の感情や他のイメージが現れませんでしたか？

• 去年、上司から試験の結果を聞かれたときの嫌なイメージが現れた
• ２年前の英語の試験で問題を見て全くわからず焦ったときのイメージが現れた

Emotional Design Sheet

20×× 年 × 月 × 日

1. 気になっていることや問題となっている事をできる限り具体的に記入してください

入社当時から海外赴任を夢見ているが、４年連続で海外赴任のチャンスが得られる試験に英語の点数がダメで落ちてしまった。

今年も３カ月先に年に１回の試験が行なわれるのに、全くやる気が湧いてこない。

勉強をしようと図書館に行っても全く集中できない状況が続いている。

2. それを思い出すとどんなネガティブな感情を感じますか？　それはどれくらいの大きさですか？

①自分が情けない……１０　　②自分にイライラする……９

3. そう感じたり、考えたりした根拠は何ですか？

①４年連続で海外赴任のチャンスが得られる試験に失敗している
②試験勉強のために時間を割いて図書館まで行くが、やる気や集中力が出ずに結局ほとんど何もしないで時間だけが過ぎている

4. その考え方のままで今後うまくいく確率は何％くらいありますか？

その考え方のままで私が今後うまくいく確率は ５ ％くらいだと思う

5. そこにはどういった望まない思考パターン（プログラミング）がありますか？

①４回連続で落ちたんだから結局またダメではないだろうか
（根拠のない結論づけ）
②勉強しなければ自分へも言い訳ができるけど、頑張って勉強したにもかかわらずまた落ちたらどうしよう（失敗への恐怖や不安）

１０個のよくある思考パターン例

1. 「完璧思考」
2. 「失敗への恐怖や不安」
3. 「周囲の評価やアドバイスを最も優先」
4. 「コントロール不能なものに意識を向ける」
5. 「視野が狭くネガティブな捉え方」
6. 「根拠のない結論づけ」
7. 「無意識では変化を望んでいない」
8. 「考えや行動が偏りすぎている」
9. 「すべき思考」
10. 「面倒くさい」

事例❼

会社の人間関係で悩んでいたが、現在は後輩の育成で充実している吉川さん

1年前に部署を異動した吉川まさみさん（仮名）は、上司とうまくいかず悩んでいました。上司が十分な説明もなく新しい仕事を押しつけるため、吉川さんはひとりで試行錯誤しながら仕事をこなしていました。ときには夜遅くまで残業をし、それでも間に合わないと家にまで仕事を持ち帰るといった日々が続いていたのです。上司に対して非常に腹立たしい気持ちで、心の中では機会があればいつでも上司に文句を言って会社を辞めるつもりでした。

誰もが一度は人間関係で悩んだ経験があるのではないでしょうか?

カウンセリングやセラピーの現場では、相談の根本に人間関係のことが存在する場合がほとんどです。人間関係では「相手が変われば全てうまくいく」といった思いや考えが心の中に存在することがよくあります。しかし、相手を自分が思うようにコントロールすることはできません。

相手をコントロールすることばかりを考えてしまうと、多くの場合、その意識に多くの時

間やエネルギーを費やしてしまうだけで、状況は何も変わりません。原因は全て自分の外側にあると考えると、その解決は非常に難しいものとなってしまいます。

吉川さんの場合も、「上司が変わりさえすれば私は必ずうまくいく」といった内容の話がたくさん出てきました。そこで、ここ最近、その上司に対して腹立たしく感じたときの具体的な出来事をお聞きして、「エモーショナル・デザイン・シート」を用いました。

上司に対しての自分のネガティブな感覚や感情を消していく過程で、吉川さんは「上司を変えようとしてもそれは無駄なことかもしれない」ということに気づき、それらの思考パターンを書き換えていきました。

思考を変えたことで、吉川さんは自分を変えるチャンスだと捉えることができ、まずは自身の行動や態度を変えていったところ、上司の態度も変化していきました。

現在では、お互いいろいろな話ができる関係となり、これまでは考えられなかったような良好な関係を築いているそうです。さらに、上司の推薦で部署のリーダー職に昇格し、今は後輩の育成の仕事にやりがいを見つけ、充実した会社生活を送っています。

6. あなたが成功するための考え方に書き換えるとどうなりますか？

①今まで通りのやり方では同じ状況が続くだけ。私の質問もあまり具体的ではない部分が多かったかもしれないので、次回はもっと具体的に質問してみよう
②私は上司の性格を変えることはできない。こちらも冷たい感じで言っていたこともあるかもしれないので、次回から一息ついて明るく接してみることに挑戦しよう

7.EFTテクニックを活用するためのセットアップフレーズはどうなりますか？

ネガティブな部分

先週火曜日に、またいつもと同じように上司が新しい仕事を押しつけてきた。
わからない箇所がたくさんあったので質問しようとすると、上司に「そんなことは自分で考えてやれ」といつもと同じように冷たい感じで言われ、結局わからないまま、今日までずっと残業が続いている。

＋　BUT（でも、しかし）

思考の書き換えのポジティブな部分

①今まで通りのやり方では同じ状況が続くだけ。私の質問もあまり具体的ではない部分が多かったかもしれないので、次回はもっと具体的に質問してみよう
②私は上司の性格を変えることはできない。こちらも冷たい感じで言っていたこともあるかもしれないので、次回から一息ついて明るく接してみることに挑戦しよう

8.EFTテクニックでタッピングするときに用いる言葉は何ですか？（複数OK）

•ムカつく　•イライラする　•冷たい言い方 •やめたい　•残業ばかり　•今までずっとそう •変わってほしい　•性格が悪い　•面白くない	•具体的にする　•歩み寄ってみる •明るく接する　•自分は変われる •状況が変わっていく　•一息つく

9.EFTテクニックを行ない、ネガティブな感覚や感情の大きさの変化は？

①上司にムカつく……1　　②上司にイライラする……1

変化がない場合にはセットアップフレーズをもっと具体的に変更してみる

10.EFTテクニックの最中に他の感情や他のイメージが現れませんでしたか？

• 1カ月前にも同じような状況で残業が続いた嫌なイメージが現れた
• 上司が2カ月前にものすごく冷たく言ってきたときのイメージが鮮明に現れた

Emotional Design Sheet

20×× 年 × 月 × 日

1.気になっていることや問題となっている事をできる限り具体的に記入してください

先週火曜日に、またいつもと同じように上司が新しい仕事を押しつけてきた。
わからない箇所がたくさんあったので質問しようとすると、上司に「そんなことは自分で考えてやれ」といつもと同じように冷たい感じで言われ、結局わからないまま、今日までずっと残業が続いている。

2.それを思い出すとどんなネガティブな感情を感じますか？　それはどれくらいの大きさですか？

①上司にムカつく……１０　②上司にイライラする……１０

3.そう感じたり、考えたりした根拠は何ですか？

①いつも仕事を押しつけてきて、質問をしても何も言ってくれない
②上司のものの言い方は冷たすぎる

4.その考え方のままで今後うまくいく確率は何%くらいありますか？

その考え方のままで私が今後うまくいく確率は ０ %くらいだと思う

5.そこにはどういった望まない思考パターン（プログラミング）がありますか？

①上司が質問に答えてくれさえすれば私の仕事は全てうまくいく
（コントロール不能なものに意識向け）
②上司は部下には優しくものを言うべき
（すべき思考・コントロール不能なものに意識向け）

１０個のよくある思考パターン例

1.「完璧思考」
2.「失敗への恐怖や不安」
3.「周囲の評価やアドバイスを最も優先」
4.「コントロール不能なものに意識を向ける」
5.「視野が狭くネガティブな捉え方」
6.「根拠のない結論づけ」
7.「無意識では変化を望んでいない」
8.「考えや行動が偏りすぎている」
9.「すべき思考」
10.「面倒くさい」

事例❽

何回もダイエットに失敗してきたが、3カ月で7キロの減量に成功した柴田さん

柴田直美さん（仮名）はこれまでに本やDVDなどあらゆるものを購入して、ダイエットに挑戦してきました。毎回、最初のうちは「必ず痩せる！」と意気込むのですが、結局は決められた運動や食事を継続することができず、失敗に終わってしまいます。そのたびに「やっぱり今回もダメだった……」と自己嫌悪の連続でした。

ダイエットに何度挑戦してもそのたびに失敗してしまい、結局は以前と何も変わっていない……、こういった経験をお持ちの方は非常に多いでしょう。禁煙や禁酒なども同様だと思います。食べることや、煙草を吸うこと、お酒を飲むこと等はそれはそれで何らかの欲求を満たしてくれるというメリットがある場合も多いため、いきなりそれをやめようとすると逆にストレスが多くなり、他の問題が起こってくることも少なくありません。

また、同じ失敗を繰り返すと、それに対する安心領域の上限はどんどん下がってしまい、自分自身に対して自信がなくなったり、ますますうまくいかない悪循環に陥ってしまうこと

があります。

柴田さんにはまず、ここ最近、うまくいかなかったダイエットについて具体的に思い出してもらい、「エモーショナル・デザイン・シート」を使って毎回うまくいかない自分自身に対するネガティブな感情、ダイエットの邪魔をしている思考パターンを書き換えていきました。

柴田さんは新しい、無理をしないダイエット方法を行なったところ、これまではほとんど1週間くらいであきらめていたのに3カ月の間継続でき、7kgのダイエットに成功しました。その後もリバウンドすることなく、ベストの状態を1年以上キープすることができています。

6. あなたが成功するための考え方に書き換えるとどうなりますか？

①これまでに何らかの結果が出た方法もあった。心のどこかでは最初からあきらめている部分があるが、小さな結果を積み重ねていけば必ずうまくいく
②これまで食べる楽しみを一番に優先してきたが、それ以上に楽しいと思えることを今日から見つけていこうと思う。そうすればダイエットはもちろん、プライベートもどんどん充実するはず

7.EFTテクニックを活用するためのセットアップフレーズはどうなりますか？

ネガティブな部分

これまで何回もダイエットに挑戦してきたが、そのたびに失敗してしまい、どんどん体重が増えてしまっている。先月もテレビで話題のダイエット方法に挑戦してみたが、結局は途中でやめてしまい、どんなダイエット方法も私には合わないと感じている。

＋　BUT（でも、しかし）

思考の書き換えのポジティブな部分

①これまでに何らかの結果が出た方法もあった。心のどこかでは最初からあきらめている部分があるが、小さな結果を積み重ねていけば必ずうまくいく
②これまで食べる楽しみを一番に優先してきたが、それ以上に楽しいと思えることを今日から見つけていこうと思う。そうすればダイエットはもちろん、プライベートもどんどん充実するはず

8.EFTテクニックでタッピングするときに用いる言葉は何ですか？（複数OK）

•食べてしまう　•失敗してきた　•あきらめ •情けない　•体調が悪い　•また同じ結果 •うまくいかない　•どうせまた継続できない	•小さな結果でいい　•積み重ねていく •もっと楽しいことが見つかる　•充実する •一石二鳥　•今日から見つける

9.EFTテクニックを行ない、ネガティブな感覚や感情の大きさの変化は？

①自分が情けない……1　　②自分に憤り……0

変化がない場合にはセットアップフレーズをもっと具体的に変更してみる

10.EFTテクニックの最中に他の感情や他のイメージが現れませんでしたか？

- 以前に同じようにダイエットをしてうまくいかなかったイメージが現れた
- 今の仕事がなぜか楽しめていないという感覚が湧いてきた

Emotional Design Sheet

20×× 年 × 月 × 日

1. 気になっていることや問題となっている事をできる限り具体的に記入してください

これまで何回もダイエットに挑戦してきたが、そのたびに失敗してしまい、どんどん体重が増えてしまっている。先月もテレビで話題のダイエット方法に挑戦してみたが、結局は途中でやめてしまい、どんなダイエット方法も私には合わないと感じている。

2. それを思い出すとどんなネガティブな感情を感じますか？　それはどれくらいの大きさですか？

①自分が情けない……9　　②自分に憤り……8

3. そう感じたり、考えたりした根拠は何ですか？

①今まで何回もダイエットに挑戦してきたが、結局全て失敗している
②食べるとまずいのは頭ではわかっているのに、食べてしまっている

4. その考え方のままで今後うまくいく確率は何％くらいありますか？

その考え方のままで私が今後うまくいく確率は　0　％くらいだと思う

5. そこにはどういった望まない思考パターン（プログラミング）がありますか？

①どんなダイエット方法でも今まで同様うまくいかないだろう
（根拠のない結論づけ）
②まずいとわかっていても食べるという楽しみを優先しよう
（その場しのぎ・他の感情の抑圧）

10個のよくある思考パターン例

1.「完璧思考」
2.「失敗への恐怖や不安」
3.「周囲の評価やアドバイスを最も優先」
4.「コントロール不能なものに意識を向ける」
5.「視野が狭くネガティブな捉え方」
6.「根拠のない結論づけ」
7.「無意識では変化を望んでいない」
8.「考えや行動が偏りすぎている」
9.「すべき思考」
10.「面倒くさい」

事例❾

20年以上悩んだ「あがり症」を克服して、セミナー・研修講師として活躍中の私

最後に、私自身の事例を紹介しましょう。

これまでお話ししてきた通り、私は中学生の頃から極度のあがり症で悩んでいました。たとえ2、3人という少人数の前であっても緊張して、声はもちろん手や足も震え、話し終わったときには手のひらが汗でぐっしょり……という状況で、何十年も悩み続けてきました。

「こうすればあがり症は改善できる」

「これで人前で緊張しないですむ」

といったような内容の本はほとんど読み漁りましたし、いくつもの話し方セミナーにも通いました。しかし、それでもあがり症が改善されることはほとんどありませんでした。

人前でどうしても緊張してしまったり、あがってしまうという人は多いでしょう。

「あがり症を克服するにはたくさん場数を踏むことが大事だ」といったこともよく言われますが、私の場合は、とにかく人前が嫌で場数を踏む勇気すら湧いてこず、人前で話をしな

いといけないことがあると何日も前から眠れなかったほどです。

そこで、これまで人前で緊張した出来事の中で一番印象に残っているものを考えてみると、ある講演会で、参加者のひとりから「話が全然面白くない」と言われ、ものすごいショックを受けた出来事が真っ先に思い出されました。

そして、その出来事に対して「エモーショナル・デザイン・シート」を用い、過去に人前で緊張して失敗した出来事の嫌な思いを解消し、なぜ人前で緊張してしまうかといった原因を明らかにしていきました。そして、緊張やあがりを引き起こしている思考パターンを書き換えていったのです。

現在では、以前であれば2、3人の前でも話すことができなかったのに、何十人、何百人の前でも嫌な緊張が起こることは一切なくなりましたし、トータル1万人以上の前でセミナーや講演・研修を行なっています。

6. あなたが成功するための考え方に書き換えるとどうなりますか？

①聞いている人に喜んでもらうことは大事だが、人それぞれ感じ方や受けとめ方があるのですべての人に喜んでもらうことは難しい。自分らしくできれば大丈夫
②これまでは他人の評価を一番に優先してきた。もちろんそれも大事だが、まずは自分でこれだけ大勢の前で話ができていることを認めて、そこから学んでいく

7.EFTテクニックを活用するためのセットアップフレーズはどうなりますか？

ネガティブな部分

1年位前にある大学でセミナーを頼まれて100人くらいの学生の前で話をしたとき、7割くらいの学生が寝てしまっていて、途中で「起きてください」と言っても状況は変わらなかった。挙句の果てには「話が全然面白くない」という声が聞こえてきて、ものすごいショックを受けた。そしてそれ以降、自信もなくなり、人前でどんどん緊張するようになってしまった。

＋　BUT（でも、しかし）

思考の書き換えのポジティブな部分

①聞いている人に喜んでもらうことは大事だが、人それぞれ感じ方や受けとめ方があるのですべての人に喜んでもらうことは難しい。自分らしくできれば大丈夫
②これまでは他人の評価を一番に優先してきた。もちろんそれも大事だが、まずは自分でこれだけ大勢の前で話ができていることを認めて、そこから学んでいく

8.EFTテクニックでタッピングするときに用いる言葉は何ですか？（複数OK）

•自信が持てない　•話が面白くない •情けない　•前よりももっと緊張　•ショック •悲しい　•また悪い評価を受けてしまう	•できていることに目を向ける　•自分を認める •自分らしくやる　•学んでいく　•自信を持つ •人前が楽しくなる　•まずは自分が楽しむ

9.EFTテクニックを行ない、ネガティブな感覚や感情の大きさの変化は？

①人の目が怖い……0　　②面白い話ができない自分は情けない……0

変化がない場合にはセットアップフレーズをもっと具体的に変更してみる

10.EFTテクニックの最中に他の感情や他のイメージが現れませんでしたか？

• 以前に同じように30人の経営者の前で話したときにうまくいかなかったイメージが現れた
• 3カ月前のセミナーでウケをねらったのに誰にも笑ってもらえなかったイメージが現れた

Emotional Design Sheet

20×× 年 × 月 × 日

1. 気になっていることや問題となっている事をできる限り具体的に記入してください

1年位前にある大学でセミナーを頼まれて100人くらいの学生の前で話をしたとき、7割くらいの学生が寝てしまっていて、途中で「起きてください」と言っても状況は変わらなかった。挙句の果てには「話が全然面白くない」という声が聞こえてきて、ものすごいショックを受けた。そしてそれ以降、自信もなくなり、人前でどんどん緊張するようになってしまった。

2. それを思い出すとどんなネガティブな感情を感じますか？ それはどれくらいの大きさですか？

①人の目が怖い……10　②面白い話ができない自分は情けない……9

3. そう感じたり、考えたりした根拠は何ですか？

①自分ではうまく話していると思っていても、つまらないと思われているのではないかと常に感じてしまう
②一生懸命に話をしているのに「話が面白くない」と言われた

4. その考え方のままで今後うまくいく確率は何%くらいありますか？

その考え方のままで私が今後うまくいく確率は 0 %くらいだと思う

5. そこにはどういった望まない思考パターン（プログラミング）がありますか？

①セミナーでは参加している全ての人に喜んでもらわなくてはいけない
（完璧主義・すべき思考）
②他人からよい評価を受けないと自信が持てなくなる
（周囲の評価やアドバイスを最優先・コントロール不能なものに意識向け）

10個のよくある思考パターン例

1.「完璧思考」
2.「失敗への恐怖や不安」
3.「周囲の評価やアドバイスを最も優先」
4.「コントロール不能なものに意識を向ける」
5.「視野が狭くネガティブな捉え方」
6.「根拠のない結論づけ」
7.「無意識では変化を望んでいない」
8.「考えや行動が偏りすぎている」
9.「すべき思考」
10.「面倒くさい」

8章

今すぐ大きな変化を成し遂げよう！

「まずは常識を捨て去ろう」の常識は間違い

あなたは今、「まだ何か、信じられない部分もあるような、ないような……」と感じているかもしれません。

なぜなら、ここまでお伝えしてきたことは今までの常識とは全く異なることばかりだからです。

しかし、ここまでのことをこれまでのセミナーでも、さまざまな立場や状況の方々にお伝えしてきましたが、セミナー終了後に多くの方が、

「何か、今までにはない大きな望みが湧いてきてワクワクしてきた」

「成功ノウハウを実践しながら、違和感を感じていた理由がはっきりした」

「ようやく、探し求めていた自分にぴったりのノウハウに出会うことができた」

とおっしゃいます。

それは、これまでうまくいかない理由として言われてきた、

「成功できないのは行動が足りないからだ」

「イメージングが足りないから、よいことが引き寄せられない」「うまくいかないのは明確な目標設定ができていないから」などといったことを、「いかにもそれが常識」であるかのように信じ込んできた人がどれほど多いかという証しでしょう。

実際、これらを信じて、それに対していろいろなことをやればやるほど、どんどん自分自身を追い込んでいくことになってしまったはずです。

そうしているうちに、ネガティブな過去の記憶はどんどん増え続けていくし、それによってますます安心領域は下がり続け、やればやるほど自信をなくしたり、自己評価が下がっていってしまうのです。

そうなると心の中では、「私には能力がないのではないか？」という内部対話が起こり始め、最終的には「私には成功する資格がない」といった思考パターンが創り出されてしまいます。そして、それを無意識に信じ込むことで、成功できない考えや行動がどんどん現実化されてしまうのです。

頭ではわかっていても常識から逸脱することができないということもあったかもしれません。しかし、「**今こそあなたが大きく変化するときがやってきた**」のです。

ぜひ、「今までの常識を捨てること」を自分自身と約束してみてください。

もし自分の中にまだそういった固定観念があるようなら、ぜひ本書の「エモーショナル・デザイン・シート」でその常識を打ち破ってください。

今日から、自分に「よい記憶」を与えていこう

今この瞬間も、あなたの脳には今の場面と感情がどんどん過去の記憶として蓄積されていっています。

それは、あなたの通常の意識ではほとんど気づくことはありませんが、日々膨大な量のポジティブ、あるいはネガティブな感情を持った記憶が止むことなく創り上げられていっている、ということなのです。

あなたが意識するしないに関係なく、顕在意識（表面意識）の１００万倍の量の記憶が１秒間に立ち上がり、脳によって常にそれらが検索されています。

そして、その過去の記憶があなたに大きな影響を与えていることは繰り返しお伝えしてきた通りです。

この過去の記憶の影響は、あなたの成功や夢、目標の達成だけに限ったことではありません。あなたの人生すべてにおいて、本来は悩む必要のないものを悩ませたり、本当ならスムーズにいくことも遠回りさせようとしたり、ときにはあなたをがんじがらめにしたりします。

今まで以上にあなたの人生が今日からどんどんよい方向に向かっていくために最も重要なことは、「**自分自身を大切にして、よい記憶を与えていくこと**」なのです。

「そんなことはわかっている」と言われるかもしれませんが、これまでは自分自身の望まない思考パターンが身につき、自分自身が望まない結果が生まれてしまうことも少なくなかったかもしれません。

しかし、この本を読んでいるあなたはこれまでとは違い、自分の望む結果をどんどん手に入れることができるはずです。

そのための具体的な方法として、「ＥＦＴテクニック」や「エモーショナル・デザイン・シート」を用いて、過去の記憶の中にあるネガティブな感情を見ていくことが非常に重要になります。

あなたは今まで、そういったものから目をそむけていたのではありませんか？

ネガティブな感情から目を背けることは最も危険なことで、さまざまな障壁を生み出す恐れがあります。しかし、ネガティブな感情は決して悪いものではありません。それらは、あなたにさまざまなことを教えてくれるセンサーとなって、あなたが進む正しい道へと導いてくれるでしょう。

まず、自分自身の心に正直になることを心がけるようにしてください。人はいつからでも変われるし、変わるのに「遅すぎる」ということもありません。たとえ、うまくいかないことがあっても何度でも挑戦して修正していくことが可能です。

今日までは「失敗は失敗のもと」になっていたかもしれません。

でも今回、その失敗から成功をつかむ方法をあなたは知ることができました。これこそまさに、「失敗は成功のもと」と言っていいでしょう。

ぜひ今日から、「自分自身を大切にしてよい記憶を与えていくこと」を自分自身と約束してください。

本当の成功がどんどん近づく方法

私たちは、他人によってさまざまな影響を受けることがあります。そして、それによってネガティブな記憶を創り上げてしまうことも少なくありません。

実際、一般的な心理カウンセリングやセラピーといったものでも、その悩みのほとんどはその根底に「人間関係」に関するものが存在していると言っていいでしょう。

ビジネスでも、さまざまな人たちとの過去のコミュニケーションや出来事から「他人の目や評価が気になる」ということがよくあり、そこにも「他人」が絡んでいます。

しかし、本書でもお伝えしたように、「他人を直接的には変えることはできないし、コントロールもできない」のです。

それでも多くの人は、「他人を変えることやコントロールすること」に無駄な意識や時間を費やします。

しかし、変わるかどうかは最終的には本人の選択であり、こちらが相手を変えようと思って変えられるものではないことは明らかな事実です。

私たちが、他人の変化に対してできることがあるとするのなら、それは「他人に何らかのよい影響を与えること」だけなのです。

そして、他人に意識を向ける前に、最も重要なことは「**まずは自分自身が大きく変化すること**」です。

他人に影響を与えようとするなら、「自分がよりよい方向に大きく変化したことを相手に見せること」が重要です。

そうすれば、相手もよりよい方向に向かう選択ができるようになり、状況も大きく変わってくるでしょう。

これまでの成功法則ではよく「人に与えなさい」というものがありますが、多くの人は「私には与えるものなんて何もないから……」と言います。

しかし、本当に「何もない」という人はひとりもいません。実際に、今「物」として与えられるものがなかったとしても、あなたの心の中には与えられるものが沢山あるはずです。

励ましの言葉、勇気づける言葉、承認する言葉、優しい微笑み、大丈夫だよと言って肩に乗せた手など、あなたが相手に与えられる価値の高いものはいくらでもあるはずです。

そして、時間もお金もかからず、簡単に相手に大きな影響を与えるものが「**よい記憶を提供する**」ことなのです。EFTテクニックを学んだあなたなら、意識すればすぐにできることでしょう。

脳は、他人に対してポジティブな言葉を投げかけたとき、それが相手に対してのものなのか、自分に対してのものなのかは判断できないと言われています。他人によい記憶を与えていくことは、コミュニケーションの原理原則や脳の仕組みから言ってもそれは結局、自分自身によい記憶として返ってくるのです。それによって、短時間に自分も周りもどんどんよい方向に向かっていくことは間違いありません。

他の人も満たされながら自分も満たされていくことこそが、**本当のすばらしい成功**なのではないでしょうか?

今、この瞬間の記憶のすべてがあなたの「人生のシナリオ」となる

過去の記憶というのは、計り知れないパワーとエネルギーを持っています。そのパワーやエネルギーは両極端です。

ポジティブなものであれば、まさに無限のパワーとして私たちをどんどんよい方向に導いていってくれます。

逆に、ネガティブだとそれと同じくらい強いパワーやエネルギーの大きさで私たちにさまざまなマイナスの影響を与えるし、身体にまで病気といった形で現れることもあります。

どちらを選ぶかはあなた次第ですし、あなたの自由です。

これから創り上げていく記憶がポジティブなものになれば、あなたはどんどん望む方向に導かれるし、それによって周りにも大きな影響力を与えることができるでしょう。

そういう人が増えていけば、世の中はどんどんよい方向に変わっていくし、暗いニュースや、今も世界中で起きているさまざまな争いごとも減っていくのではないでしょうか？

私たちには無限のパワーがあります。そのパワーをプラスのよい方向に使っていくことが自分自身や周りのためにもよいことは明らかです。

実際に心のどこかでは、「思うようにうまくいかない自分のことがどうしても認められない」と感じている人も少なくありません。

でも、大きな夢や目標を持って、毎日今この瞬間も自分自身によい記憶を与えていくことができれば、あなたはこれまで体験したことがないほどの大きな変化を成し遂げることができ、**自分のことを認めて大好きになる**ことは間違いないでしょう。

自分のことを認めて、自分が大好きな人は、必ず他人のことも素直に認めて受け入れることができるすばらしい存在になるはずです。

みんなが思いやりを持って接していく、そんな世の中だったらすてきだと思いませんか?

最後になりましたが、ぜひ自分自身の無限のパワーを信じて大きな夢や目標を持つようにしてください。

あなたが成功しているかどうかは、他人に評価されるものではありません。成功しているかどうかを決めるのはあなた自身なのです。

おわりに

最後まで本書を読んでいただきありがとうございます。

今から十数年前、当時の私はどん底状態で極度のストレスを抱え、体重は130キロ、毎日タバコを4箱、毎日モヤモヤ、イライラしながら何ひとつ楽しいことがないという状態でした。

周りからはいつも「そんな状態は今すぐに抜け出さないともっと大変なことになってしまうぞ」と言われ続けましたが、その度に「そんなことは言われなくてもわかってるよ、わかっていてもなぜかできないんだよ」といつも心の中でつぶやいていました。

頭ではこういう状態がよくないということを十分に理解しているのになぜか思うように前向きな考えや行動ができない……。

そんなとき、ある経営者の方が「今のそんな状況の君に役立つかもしれないから」と言ってくださった1冊の本が私の大きな転機になりました。

何気なくその本を読んでみたらその内容にどんどん引き込まれ、最後まで一気に読みきった瞬間に、後ろから何かで殴られたような大きな衝撃を受けたことを今でも鮮明に覚えています。

「この本に書いてあるダメなパターンはすべて今の自分の状況に当てはまっている……」

しかしその一方で、その本には「今がどんな状況であったとしても、人は誰でも本気で望んだことは必ず達成できる」ということが書かれてありました。

しかしそんな状況の自分には最初はまったく信じることもできませんでしたが、その本を何十回と繰り返し読んでいくにつれ、「もしかすると自分にもいろいろな可能性があるかもしれない」と感じられるようになっていきました。

それがきっかけとなりこれまでさまざまな心理学を学び、そこから得たことを実践していく中で、自分自身が大きく変わっていくことを感じられるようになりました。

今、セミナーを受講してくださる多くの方々が「セミナーのおかげで人生が大きく変わりました」といったことをおっしゃってくださいます。

しかし、実際は「セミナーのおかげ」ではなく、変われたのは全て「自分自身の力」によるものなのです。

生きている限り、落ち込んだり、悲しんだり、怒ったり、寂しくなったりと、いろいろなことがあります。

でも、どんな状況であっても「自分の力や可能性を常に信じる」ということを忘れないで欲しいと思います。そうすれば必ず道は開けます。

もし自分の力や可能性が信じられない場合はそれに対してぜひビジネスEFTテクニックを活用してみてください。

自分の力や可能性を信じることができれば、あなたの周りの大事な人たちの力や可能性も信じられるようになるでしょうし、それが影響しあうことでみんなが幸せですばらしい世界が創造されていくことになるでしょう。

あなたの中にある力や可能性を信じています。

最後にこの著書の出版にあたり、闘病中の父をはじめ、いつも支えてくれている家族、そしてEFT-Japanのブレンダさんとスタッフの皆さん、また同文館出版の古市部長、戸井田さん、事例を提供してくださった皆様、本書執筆にあたり支えてくださった皆様に心より感謝のお礼を申し上げます。

参考文献

『ザ・シークレット』ロンダ・バーン　(角川書店)

『思考は現実化する』ナポレオン・ヒル　(きこ書房)

『思い込みを変える自己トレーニング』リタ・スペンサー　アンジェラ・ロスマニス　(東京図書)

『7つの習慣』スティーブン・R・コヴィー　(キングベアー出版)

『「原因」と「結果」の法則』ジェームズ・アレン　(サンマーク出版)

『すべての望みを引き寄せる法則 夢を叶えるタッピング』ブレンダ　(春秋社)

『心にタッピング EFT エネルギー療法』ブレンダ　(BAB ジャパン出版局)

『あなたの望みを世界一早くかなえる本』ブレンダ　(三笠書房)

『理性感情行動療法』アルバート・エリス　(金子書房)

『性格は変えられない、それでも人生は変えられる』アルバート・エリス　(ダイヤモンド社)

『TFT (思考場) 療法入門』ロジャー・J・キャラハン　(春秋社)

『認知療法・認知行動療法カウンセリング』伊藤絵美　(星和書店)

『非常識な成功法則』神田昌典　(フォレスト出版)

『グラッサー博士の選択理論』ウイリアム・グラッサー　(アチーブメント出版)

『15人が選んだ幸せの道』ウイリアム・グラッサー　(アチーブメント出版)

『「自律」と「モチベーション」の教科書』真田茂人　(CEOBOOKS)

『ハワイに伝わる癒しの秘法 みんなが幸せになるホ・オポノポノ』イハレアカラ・ヒューレン　(徳間書店)

『EQ、その潜在力の伸ばし方』内山喜久雄　(講談社)

『世界一簡単に目標がかなう 成功脳の作り方』苫米地英人　(日本文芸社)

『人間性の心理学』A・H・マズロー　(産業能率大学出版部)

著者略歴

武田　和久（たけだ　かずひさ）

エモーショナル・デザイン代表
1967年石川県生まれ。大手外資系企業を退職後独立し、上場企業をはじめとする多くの企業に事業戦略、マーケティング戦略、営業戦略等のコンサルティングを行なうとともに、経営者、ビジネスマンのための3つの会員制事業を運営。
さまざまな心理学を学び、現在全世界で急速な広がりをみせる「ＥＦＴテクニック（Emotional Freedom Techniques）」を日本で初めてビジネスの分野に取り入れた第一人者として、「ビジネスＥＦＴ」の普及も行なう。
「楽しく面白くなければセミナーじゃない」をモットーに、企業や大学などでの講演・セミナーの受講者はこれまで1万3千名にのぼる。理論的でわかりやすく、さらに「笑いと愛と思いやり」に包まれたセミナーは好評で、ファンも多い。

たった1分で夢と成功を引き寄せる
ビジネスＥＦＴテクニック

平成21年7月14日　初版発行
平成21年8月21日　2刷発行

著　者 —— 武田和久
発行者 —— 中島治久

発行所 —— 同文舘出版株式会社

東京都千代田区神田神保町1-41　〒101-0051
電話　営業03（3294）1801　編集03（3294）1803
振替00100-8-42935　http://www.dobunkan.co.jp

 ISBN978-4-495-58371-2　C2011

印刷／製本：シナノ　Printed in Japan 2009